PraxisWissen

Cannabiskonsum und psychische Erkrankungen

Psychiatrie Verlag

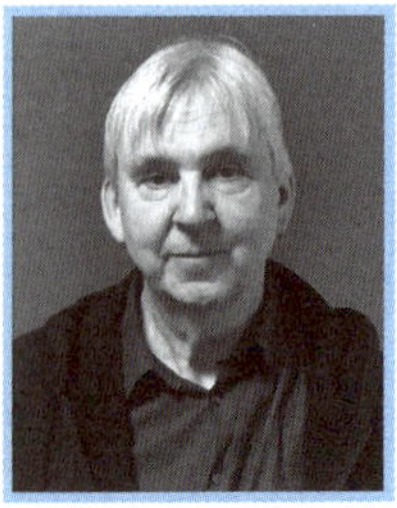

MICHAEL BÜGE ist Psychologischer Psychotherapeut, Gesprächspsychotherapeut, Familientherapeut, Supervisor und seit 1993 als Psychotherapeut tätig, zuerst im Bereich Kinder- und Jugendpsychotherapie, dann in der Suchthilfe.

PraxisWissen

Michael Büge

Cannabiskonsum und psychische Erkrankungen

Psychiatrie Verlag

Die Reihe **Praxis**Wissen wird herausgegeben von:
Michaela Amering, Andreas Bechdolf, Karsten Giertz, Caroline Gurtner, Klaus Obert, Tobias Teismann und Maike Wagenaar

Michael Büge
Cannabiskonsum und psychische Erkrankungen
PraxisWissen 17
1. Auflage 2024
ISBN-Print: 978-3-96605-261-0
ISBN epub: 978-3-96605-294-8
ISBN-PDF: 978-3-96605-295-5

Weitere Bücher zu psychiatrischen Störungen finden Sie im Internet:
www.psychiatrie-verlag.de

Bibliografische Information der Deutschen Nationalbibliothek:
Die Deutsche Nationalbibliothek verzeichnet diese Publikation in der Deutschen Nationalbibliografie; detaillierte bibliografische Daten sind im Internet über http://dnb.d-nb.de abrufbar.

Lektorat: Uwe Britten, Eisenach
Umschlagkonzeption und -gestaltung: studio goe, Düsseldorf, unter Verwendung eines Motivs von gettyimages.de/Anna Efetova
Typografiekonzeption: Iga Bielejec, Nierstein
Typografie und Satz: Barbara Hoffmann
Druck und Bindung: Westermann Druck, Zwickau

Cannabiskonsum und psychische Erkrankungen

Zwischen Normalisierung und Problembewusstsein – Vorwort

Cannabis ist die am weitesten verbreitete illegale Droge weltweit und ebenso im deutschsprachigen Raum. Der Konsum erstreckt sich über alle gesellschaftlichen Schichten und ist mit Ausnahme der sehr jungen und der sehr alten Menschen in allen Altersgruppen zu finden. Cannabis ist zu einer Alltagsdroge geworden.

Es kann also nicht verwundern, dass auch Menschen mit psychischen Problemen Cannabis konsumieren. Dies muss an sich noch kein Problem sein. Wie in der Gesamtbevölkerung, so gibt es auch bei Menschen mit einer psychischen Erkrankung viele, die Cannabis nur gelegentlich und damit gesundheitlich eher unbedenklich konsumieren. Ein vermehrter Konsum von Cannabis kann allerdings bei Menschen mit einer psychischen Erkrankung besondere und auch schwerwiegende Folgen nach sich ziehen. So tritt häufig die Frage auf, ob der Cannabiskonsum für Menschen mit einer psychischen Erkrankung nicht viel gefährlicher ist als für andere, ob er häufiger oder auch heftiger zu Problemen führt und in welcher Wechselwirkung er mit der psychischen Erkrankung steht.

Seit einiger Zeit wird in diesem Zusammenhang viel über die »jungen Wilden« gesprochen. Dies sind Menschen, die in relativ jungem Alter in psychiatrischen Einrichtungen auftauchen, häufig Drogen konsumieren und mit ihrem Verhalten, das deutlich von dem anderer Klienten und

Klientinnen abweicht, die Mitarbeitenden vor Probleme stellen. Nicht nur, aber auch durch diese »jungen Wilden« wird vermehrt neben dem Alkoholkonsum auch der Cannabiskonsum in der Behandlung und Betreuung zur Herausforderung.

Hieraus resultiert außerdem, dass zwei Hilfesysteme aufeinandertreffen, die in der Vergangenheit nur wenig Schnittstellen hatten: die psychiatrische Versorgung und die Drogenhilfe. In Fortbildungen zum Thema »Doppeldiagnose« wird mir immer wieder deutlich, dass es beim Zusammengehen dieser beiden Systeme noch viele Defizite gibt.

In erster Linie sind von diesen Schwierigkeiten natürlich jene Helferinnen und Helfer betroffen, die die direkte Arbeit mit den Klienten leisten, also alle, die in einem direkten Kontakt mit den Betroffenen stehen: Sozialpädagoginnen, Sozialarbeiter, Psychologinnen, Erzieher, Ärztinnen, Krankenpfleger, Ergotherapeutinnen und viele andere. Und zwar sowohl psychiatrisch Tätige als auch Mitarbeitende aus dem Suchthilfebereich.

Ein Problem ist sicher, so berichten Menschen, die in anderen psychiatrischen Einrichtungen als Suchtstationen u. Ä. arbeiten, dass sie sich die Arbeit mit Suchtkranken nicht ausgesucht hätten, sondern dass erst die Entwicklung der letzten zehn Jahre mit der deutlichen Zunahme dieser Klientel von ihnen eine intensive Auseinandersetzung mit der Thematik nötig gemacht habe. Hier herrscht dann in der Regel ein großer Nachholbedarf, einhergehend mit der Verunsicherung, wie denn beide Bereiche unter einen Hut zu bekommen seien.

Aber auf der Seite der Suchthilfe ist die Veränderung ebenso zu spüren, denn immer mehr Menschen kommen in die Beratungsstellen und Therapieeinrichtungen, die neben einer Suchterkrankung eine weitere schwere psychische Erkrankung aufweisen. Auch wenn das Vorliegen einer Doppeldiagnose und hier insbesondere die Diagnose »Psychose und Sucht« immer noch häufig ein Ausschlusskriterium für eine Therapie ist, darf und wird das auch nicht so bleiben, nicht so bleiben können.

Entlang dieser Schnittpunkte bewegt sich das vorliegende Buch. Mein Wunsch ist, das Wissen um Cannabis zu erweitern und das Verständnis für die Konsumenten zu erhöhen sowie gleichzeitig die Zusammenhänge mit anderen psychischen Erkrankungen aufzuzeigen und einzuordnen.

In Diskussionen zu diesem Thema werden häufig extrem gegensätzliche Haltungen eingenommen. Das kann so klingen: »Drogenkonsum und Cannabiskonsum im Besonderen lösen Psychosen aus.« Und: »Es besteht kein Zusammenhang zwischen Cannabiskonsum und Psychose.«

Häufig liegen diesen Haltungen eher persönliche und emotional gefärbte Meinungen zugrunde und weniger gesichertes Wissen. Drogenkonsum insgesamt wird auf der einen Seite als gefährlich angesehen, ohne Unterscheidung von Konsummustern und Substanzen. Auf der anderen Seite verstellt der ja wirklich oft gesundheitlich unproblematische Cannabiskonsum den Blick auf die trotzdem vorhandenen Gefahren. Wie so häufig liegt die Wahrheit dazwischen.

Bei der Lektüre wird deutlich werden, dass die Frage, ob und, falls ja, in welcher Form Cannabiskonsum und psychische Erkrankung in Wechselbeziehung stehen, von vielen Faktoren abhängt und nie allgemeingültig beantwortet werden kann. Diesseits der fachpolitischen Auseinandersetzung geht es im direkten Kontakt mit den Klientinnen und Klienten immer um ein individuelles Verstehen der jeweiligen Dynamik.

Auch wenn ich den Wunsch danach verstehen kann und ihm auch gerne nachkommen würde, so kann ein solches Buch keine generellen Anleitungen geben, die sich mit jedem Klienten umsetzen lassen. Obwohl uns dies im Grundsatz eigentlich klar ist, müssen wir uns immer wieder vor Augen führen, dass wir es in unserer Arbeit mit Menschen zu tun haben und wirklich jeder Fall anders ist. Dies ist natürlich im Umgang mit Cannabiskonsumentinnen nicht anders, denn auch er ist von der Perspektive abhängig, von der Form der Beziehung, dem Konsummuster, der komorbiden Störung und vieles mehr.

Trotzdem ist es wichtig, die möglichen Zusammenhänge zu kennen, um dieses Wissen für unsere alltägliche Arbeit nutzbar zu machen. Entscheidend ist dabei immer, die Betroffenen zu begleiten und das erworbene Wissen und die angeeigneten Interventionen an die aktuelle Situation anzupassen. Ich hoffe, hierbei Anregungen geben zu können.

Um unseren Klienten und Klientinnen bei ihrer persönlichen Entwicklung helfen zu können, müssen wir mit ihnen in einen Dialog treten. Wir müssen möglichst viel über ihre Lebensgeschichte, ihre Wünsche, Ziele, aber auch über ihre Ängste und Befürchtungen erfahren.

An dieser Stelle möchte ich mich bei Eva und Karlotta Lehnert bedanken, bei meinen Söhnen und nicht zuletzt bei Andreas Gantner für seine Unterstützung und die Möglichkeit der Teilhabe an seinem profunden Wissen bezüglich Suchterkrankungen.

Michael Büge, im Sommer 2024

Grundinformationen zum Cannabiskonsum

Begriffsbestimmung

»Spliff«, »Weed«, »Bong«, »Buffen«, »Stein« … was sich anhört wie eine Kampfszene aus einem *Asterix*-Comic sind Szenebegriffe rund um den Cannabiskonsum. Im Kontakt mit Cannabiskonsumenten werden wir immer wieder mit Begriffen konfrontiert, die wir nicht kennen oder von denen wir zwar schon einmal gehört haben mögen, sie aber nicht einordnen konnten. Deshalb schon hier einige Worte zur Beruhigung: Das »Drogen-Glossar« bei Wikipedia weist annähernd vierhundert Begriffe aus, viele davon sind Szenebegriffe (https://de.wikipedia.org/wiki/Liste_von_Begriffen_des_Drogenkonsums).

Selbst für Menschen, die sich professionell mit diesem Thema befassen, ist es schwer, die Bedeutung aller dieser Begriffe zu kennen, vor allem weil fast täglich neue hinzukommen. Vor einer Nachfrage beim Klienten braucht man sich daher nicht zu scheuen, diese könnte sogar einen guten Einstieg in ein Gespräch über das Thema bedeuten.

Darüber hinaus gibt es aber natürlich die Möglichkeit, sich über die Bedeutung dieser Begriffe zu informieren, insbesondere wenn Helfende das Gefühl haben, ihre Klientinnen und Klienten würden sie »austesten«, indem sie absichtlich in einer unverständlichen Sprache sprechen. Eine sehr gute und neutrale Informationsquelle bietet hier das Drogenlexikon auf drugcom.de (https://drugcom.de/drogenlexikon).

Es bedarf jedoch insgesamt einer guten Abwägung, inwieweit man im Gespräch mit den Klienten überhaupt (möglicherweise zur Herstellung eines guten Kontaktes) Szenebegriffe benutzt oder aber auf die Fachbegriffe zurückgreift. Die Benutzung von Fachbegriffen kann zum Beispiel hilfreich sein, um die eigene Haltung deutlich zu machen oder auch einer Bagatellisierung eines Problems entgegenzuwirken. Für den Umgang mit einem Klienten ist es jedoch in jedem Fall wichtig, einen grundsätzlichen Überblick über die Fachbegriffe zu haben und diese auch den unterschiedlichen Ebenen zuordnen zu können.

»Cannabis« ist der Oberbegriff für die *Substanz.* Diese wird aus den weiblichen Pflanzen des Indischen Hanfs *(Cannabis sativa)* gewonnen. Die Pflanzenteile, die zum Konsum von Cannabis benutzt werden, sind: *Marihuana,* das aus den getrockneten Blüten und Blättern gewonnen wird, sowie *Haschisch,* für welches das Harz der Blütenstände verwendet wird. Die für unseren Zusammenhang wichtigsten psychoreaktiven *Wirkstoffe* im Cannabis sind das Tetrahydrocannabinol (THC) und das Cannabidiol (CBD).

Cannabis kann geraucht, aber auch im Tee getrunken oder als Haschkeks gegessen werden. Beim Rauchen sind die meistverbreiteten Konsumformen der »Joint« und die »Bong« (eine Art Wasserpfeife).

Wirkweise

In Gesprächen mit den Klienten und Klientinnen wird immer wieder deutlich, dass sich die Wirkung von Cannabis mit der Zeit deutlich verändert. Am Anfang hat es häufig eine euphorisierende, aber auch entspannende bzw. beruhigende Wirkung. Meist wird der Konsum in dieser Phase innerhalb einer Gruppe erlebt. Lustige Assoziationen oder auch angeregte Unterhaltungen, die oft als besonders kreativ empfunden werden, machen einen großen Anteil an den als sehr angenehm erlebten Situationen aus. Alltagsprobleme können vollständig ausgeblendet werden, das Erlebte wird häufig als sehr amüsant wahrgenommen (Lachflash).

Nach längerem Konsum sind solche Erlebnisse kaum noch vorhanden. In der Regel wird dann immer öfter allein gekifft, und der Konsum führt in der Folge nicht zu mehr, sondern sogar zu weniger bis gar keinen Sozialkontakten. Aus den Erzählungen unserer Klientinnen und Klienten wissen wir, dass sie sich in der Regel kontinuierlich weiter zurückziehen und dann überwiegend allein konsumieren. Immer weniger steht das anfängliche Erleben im Mittelpunkt, sondern eher das »Abschalten« von Problemen und die Befriedigung der Sucht. Weder wird dann noch die Wirkung des Cannabis als lustig oder gar euphorisierend beschrieben noch kommt es zu sonderlich kreativen, von erweitertem Bewusstsein geprägten Gedanken. Das Kiffen ist schließlich »normal« geworden, man tut es einfach, nicht zuletzt deshalb, weil es einem deutlich schlechter geht, wenn man es nicht tut.

Trotzdem durchsetzt die frühere Wirkung (auch wenn sie inzwischen in dieser Form gar nicht mehr eintritt) die Gedanken der Klienten, die als erwartete Wirkung nicht aufgegeben werden kann. Es ist diese Wirkung, die sich die Betreffenden wünschen und nach der sie sich zurücksehnen, wenn sich nach erreichter Abstinenz Suchtdruck einstellt.

Da Cannabis auf vielen verschiedenen Ebenen wirkt, kann sich die Unterscheidung zwischen erwünschter und erlebter Wirkung auch auf all diesen Ebenen zeigen (Abbildung 1).

Generell sind die Substanzwirkungen (»psychoaktive Wirkungsweise«) abhängig von folgenden Aspekten:

- vom neurobiologischen Potenzial der Substanz,
- von Dosis und Frequenz des Konsums,
- von persönlicher (Vor-)Erfahrung und der damit verbundenen Wirkungserwartung sowie
- vom sozialen Setting, in dem der Konsum stattfindet.

GEHIRN Alle Drogen wirken dadurch, dass sie in das Verarbeitungssystem des Gehirns eingreifen. Dies geschieht an jenen Stellen, an denen die Nervenzellen miteinander kommunizieren (dem synaptischen Spalt). Um Informationen weiterzuleiten, werden Neurotransmitter (die bekanntesten sind Dopamin, Serotonin und Noradrenalin) von der einen Nervenzelle ausgeschüttet, die dann an sogenannten Rezeptoren der nächsten

ABBILDUNG 1

Erlebtes Wirkungsspektrum beim Cannabiskonsum

(Quelle: Therapieladen e.V.)

Die Wirkung von Cannabis kann sich in verschiedenen Bereichen sehr unterschiedlich bemerkbar machen. Sie kann mehr oder weniger intensiv sein und eher in eine angenehme oder in eine unangenehme Richtung gehen. Dabei kann es sein, dass eine Person etwas als angenehm empfindet, eine andere es aber eher als unangenehm erlebt.

Eher angenehme, erwünschte Wirkungen		Eher unangenehme, unerwünschte Wirkungen
übliche Denkmuster verblassen, neuartige Ideen und Einsichten, »hinter« die Oberfläche schauen, noch nie Gedachtes denken, kreativ sein	Denken	sich in fixe Ideen reinsteigern, von Gedanken besessen sein, geistige Selbstüberschätzung / »Größenwahn«
witzige Assoziationen und starke Gedankensprünge	Konzentration	Konzentrationsschwäche und uferloses Durcheinander im Kopf, »Peilung« verlieren, keinen klaren Gedanken fassen und verfolgen können
sich amüsieren, weil man sich nicht an die vorletzten fünf Minuten bzw. am Ende eines Satzes nicht an seinen Anfang erinnern kann	Gedächtnis	eingeschränkte Merkfähigkeit, Erinnerungslücken, Filmrisse
die gewohnte Ordnung beim Sehen, Hören, Riechen etc. verändert sich; sonst Nebensächliches wird nun deutlicher wahrgenommen, etwa Lichtreize, Farbspiele; Intensivierung von Musikhören, Berührung (Sex), Schmecken; das Zeitgefühl verändert sich	Wahrnehmung/ Empfindung	wenig von der Umwelt mitbekommen, im eigenen »Film« gefangen sein, sich in Einzelheiten hineinsteigern, Überempfindlichkeit, Überreaktionen bis hin zu Halluzinationen und »Horrortrip«

Eher angenehme, erwünschte Wirkungen		Eher unangenehme, unerwünschte Wirkungen
Eindruck, als ob man die Gedanken der anderen kennt und teilt, gemeinsame Albernheit, Gemeinschaftserleben	Kommunikation/ Beziehungen	Kontakt verlieren, »abdrehen«, sich nicht mehr mitteilen können, sich ausgegrenzt erleben, nur noch »abhängen«
Euphorie, high sein, gleichzeitig: Gefühle sind gedämpft, emotionaler Abstand zu allem, Gelassenheit	Fühlen	Ängste, Panik, Verfolgungsideen, »Paranoia«, Gefühle von Fremdheit, Ich-Auflösung, Verwirrung, Verlassenheit
wohlige Entspannung, »Wattegefühl«, Leichtigkeit, Pulsfrequenz steigt, trotzdem Verlangsamung der Bewegung, geringe Schmerzempfindlichkeit	Körper/ Körpererleben	»breit«, »fett«, träge, lahm sein oder Überdrehtheit, Übelkeit, Schwindel, Herzrasen bis zum Kreislaufkollaps

Zelle andocken. Wichtig hierbei ist, dass, wie bei einem Schlüssel und einem Schloss, die Rezeptoren immer nur einen spezifischen Neurotransmitter aufnehmen können.

In Bezug auf Cannabis lässt sich sagen, dass sich keine einheitliche Wirkungsweise beschreiben lässt, da es eine hohe Zahl unterschiedlicher Cannabinoide gibt, die sehr verschieden wirken können. Spricht man von der Wirkung von Cannabis, so wird damit in der Regel die Wirkungsweise von THC gemeint, die sich zum Beispiel deutlich von der des Cannabidiols unterscheidet.

ANANDAMID Die unterschiedlichen Neurotransmitter docken an jeweils spezifischen Rezeptoren an. Da das THC eine eigene Wirkung entwickelt, müssen spezifische Rezeptoren für Cannabinoide existieren. Man hat aber nicht nur die entsprechenden Rezeptoren gefunden, sondern sogar ein komplexes Endocannabinoidsystem samt einem körpereigenen Cannabinoid, dem Anandamid.

> Endocannabinoidsystem, Seiten 81 f.

Das Anandamid wird immer nur in sehr kleinen Mengen und lediglich in spezifischen Hirnregionen ausgeschüttet. Dies unterscheidet sich fundamental davon, was beim Kiffen geschieht. Hier wird das Gehirn *als Ganzes* mit dem THC geradezu überschwemmt. Alle Cannabinoidrezeptoren werden gleichzeitig bis zum Maximum aktiviert. Es kommt zu einem erheblichen Dopaminausstoß in allen betroffenen Regionen, welcher die erlebten Rauschwirkungen auslöst.

Die persönlichen (Vor-)Erfahrungen und die damit verbundenen Wirkungs*erwartungen* sind es, die die Konsumenten in Bezug auf die erwünschte Wirkung beeinflussen. Wollen sie zum Beispiel nur einen »chilligen« Abend mit Freunden genießen oder sich richtig »abschießen«? Auch die Frage, ob schon ein stabiles Konsummuster entwickelt wurde, spielt eine Rolle. So kann ein Gelegenheitskonsument in bestimmten Situationen kontrolliert kiffen und den Konsum darauf beschränken, während Menschen mit einem abhängigen Konsummuster diese Kontrolle verloren haben. Schließlich spielt eine große Rolle, ob man durch den Konsum gezielt Einfluss auf Gemütszustände oder Krankheitssymptome nehmen will.

Unterschieden werden grundsätzlich drei Wirkrichtungen: stimulierend (aufputschend), dämpfend (abschirmend, entspannend, angstlösend) und halluzinogen (bewusstseinsverändernd). Die Wirkung von Cannabis ist individuell sehr unterschiedlich und kann tatsächlich in alle diese Richtungen empfunden werden. Hierin unterscheidet sich Cannabis von allen anderen Drogen. Nur beim Alkohol lässt sich eine ähnliche Streuung erleben, jedoch eher verteilt auf die Wirkungen »stimulierend« und »dämpfend«. Wer einen Cannabiskonsumenten fragt, wie die Substanz bei ihm wirke, wird hierauf die unterschiedlichsten Antworten bekommen. Während der eine vorrangig die beruhigende Wirkung sieht und seine Zeit eher entspannt auf dem Sofa verbringt, fühlt sich ein anderer durch den Cannabiskonsum angeregt und aktiver als zuvor. Wieder ein anderer sieht eher den Genuss veränderter Wahrnehmung von Gesprächen, Musik, Farben oder Filmen im Vordergrund.

Durch die Unterschiedlichkeit der Wirkungsweise ist es auch objektiv schwierig, dem Konsum eine klare Hauptwirkrichtung zuzuordnen. Wer sich entsprechende Abbildungen in Büchern ansieht, wird das Cannabis teilweise zwischen dämpfend und halluzinogen angeordnet finden, teilweise aber der halluzinogenen Hauptwirkung zugerechnet. In der professionellen Arbeit sollte man natürlich beide Aspekte berücksichtigen. Was jedoch die Hauptwirkung betrifft, so gibt es gute Gründe dafür, Cannabis unter Halluzinogene einzuordnen.

Schaut man sich die Beschreibungen der Konsumenten genauer an, so kann man sehen, dass sie alle eine halluzinogene Wirkung angeben. Diese ist allerdings sicher nicht zu vergleichen mit Halluzinationen wie beim LSD-Rausch. Ebenfalls sind sie nicht vergleichbar mit Halluzinationen wie in einer akuten Psychose. »Halluzinogen« ist hier eher in seiner Bedeutung als *bewusstseinsverändernd* zu verstehen. Jeder Konsument jedoch hat erlebt, dass sich der Konsum auf eine oder mehrere Sinneseindrücke verändernd auswirken kann: »Ich sah die Farben ganz anders«, »Ich hörte die Musik ganz anders«, »Ich sah den Film ganz anders« etc.

Diese Zuordnung ist nicht nur von wissenschaftlicher Bedeutung, sondern hat einen klaren Bezug zur praktischen Arbeit; es sind nämlich gerade die Substanzen mit halluzinogener Wirkung, die eine besonders starke Wechselwirkung mit einer Psychose haben können.

Einen Überblick über die Hauptwirkrichtungen der am weitesten verbreiteten Substanzen sind in Abbildung 2 zusammengefasst.

Synthetische Cannabinoide

Auch wenn das Thema der synthetischen Drogen durch aktuelle Entwicklungen zurzeit stark diskutiert wird, sind diese nicht neu – schon bei Amphetaminen, Ecstasy oder Crystal Meth handelt es sich um synthetische, also künstlich hergestellte Drogen. Vergleichsweise neu hingegen sind die sogenannten neuen psychoaktiven Stoffe (NPG). Dies sind Substanzen, die bekannten Drogen ähneln, jedoch in ihrer chemischen

ABBILDUNG 2

Hauptwirkungen von Drogen

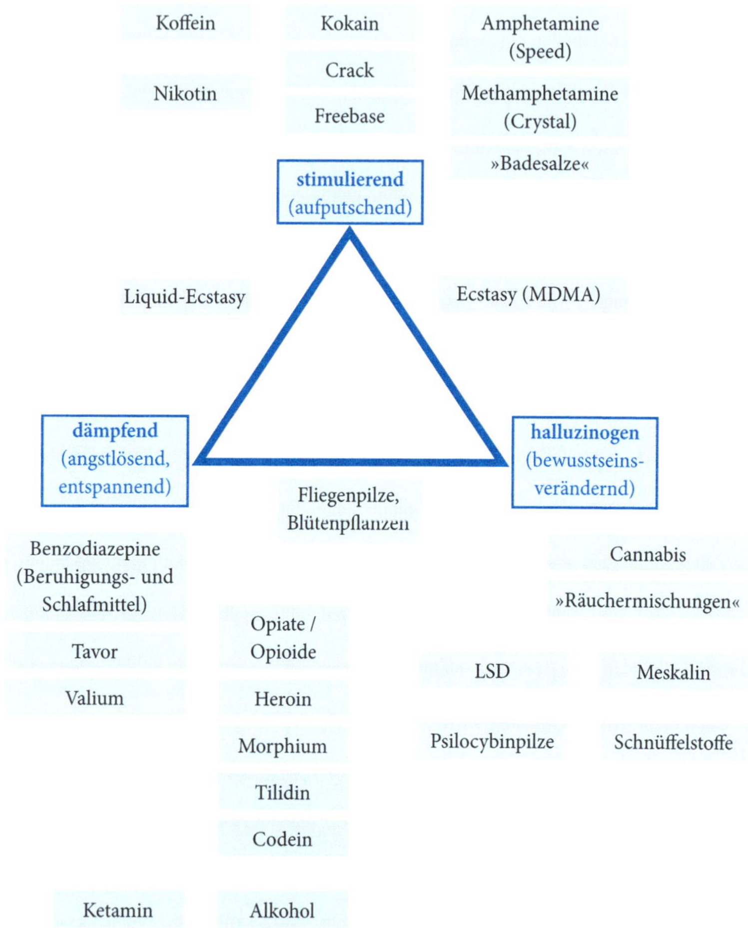

Struktur leicht verändert sind. Früher waren diese unter dem Begriff »Legal Hights« bekannt. Diesen Namen hatten die Substanzen, da sie bis 2016 durch die leichten Veränderungen für jeweils kurze Zeit nicht unter das Betäubungsmittelgesetz fielen und somit legal waren. Durch das Neue-psychoaktive-Stoffe-Gesetz (NpSG) von 2016 wurden jedoch ganze Stoffgruppen verboten. Durch die Regulierung von Stoffgruppen ist es nicht mehr möglich, Verbote durch kleine chemische Veränderungen zu umgehen.

Diese NPGs kommen unter anderem unter der Bezeichnung »Badesalz« oder »Kräutermischung« in den (nun illegalen) Handel, haben aber natürlich weder mit dem einen noch mit dem anderen etwas zu tun. Bei den »Kräutermischungen« handelt es sich in der Regel um synthetische Cannabinoide.

Neben allen Beeinträchtigungen, die sich die NPGs mit dem klassischen Cannabis teilen, zeigen sie jedoch zwei zusätzliche Probleme: Zum einen wissen die Konsumenten bei ihnen eher noch weniger, was wirklich in dem gekauften Produkt enthalten ist und wie es wirkt. Zum anderen ergeben Laboruntersuchungen hohe Schwankungen im Wirkstoffgehalt einzelner Tütchen. Dies führt immer wieder zu ungewollten Überdosierungen und damit verbundenen, teils schwerwiegenden Symptomen.

»Häufigste Symptome sind Herzrasen, Ruhelosigkeit sowie Übelkeit und Erbrechen. In Einzelfällen kann es zu schweren klinischen Symptomen wie Infarkt, Nierenversagen, epileptischer Grand-Mal-Anfall und akuten Psychosen kommen. Daten aus der Notfallmedizin und von Drogenbehörden zeigen, dass der Konsum mit einem erhöhten Risiko für notärztliche Behandlungen verbunden ist. International wurden bislang 32 Todesfälle in Zusammenhang mit künstlichen Cannabinioiden registriert. Die Dunkelziffer ist hoch« (Hoch u. a. 2018).

Eines der ersten und in vielerlei Weise typischen synthetischen Cannabinoiden ist das »Spice«. Dieses kam 2008 als »Raumerfrischer« auf den Markt. Hätte man sich am Anfang noch fragen können, wer wohl auf die

Idee gekommen ist, einen Raumerfrischer zu rauchen, und dabei feststellte, dass dieser eine THC-ähnliche Rauschwirkung auslöste, stellte sich nach eingehenden Untersuchungen heraus, dass »Spice« nie als Raumerfrischer gedacht war. In chemischen Analysen fand man nämlich zwei künstlich den Kräutern zugesetzte synthetische Cannabinoide.

Unter den damals von uns betreuten Cannabisabhängigen löste die Existenz von »Spice« eine große Unruhe aus, denn es war legal und zum damaligen Zeitpunkt im Urin nicht nachweisbar. Auch wenn die Klienten und Klientinnen zum größten Teil abstinent leben wollen, so zeigen natürlich auch sie eine gewisse Ambivalenz. Eine Substanz, die nicht nachweisbar ist, in der Therapie also nicht unbedingt angesprochen werden muss und bei der ja noch nicht hundertprozentig sicher ist, dass man sie auch kontrollieren kann, verstärkt natürlich jene Seite der Ambivalenz, die gegen die Abstinenz spricht. Viel größer ist dieser Aspekt jedoch bei Menschen, die noch gar nicht entschieden haben, abstinent zu leben bzw. nur mehr oder weniger gezwungen auf das Cannabis verzichten.

Dass die Versuche, das Betäubungsmittelgesetz und nun auch das Neue-psychoaktive-Stoffe-Gesetz zu umgehen, nicht aufhören, zeigt sich aktuell beim Hexahydrocannabinol (HHC). Dies ist in seiner Wirkung dem THC sehr ähnlich, fällt zurzeit jedoch unter keines der beiden Gesetze.

Fragen aus dem Alltag mit Cannabisklienten

Es gibt bestimmte Fragestellungen, die sich im Kontakt mit Cannabiskonsumenten stets wiederholen. Viele davon sind nicht eindeutig zu beantworten. Oft gilt ein kräftiges »Es kommt darauf an« und meist sind unsere Antworten nicht unbeeinflusst von unseren persönlichen Einstellungen zum Thema. Aus diesem Grund kann auch hier nicht der Anspruch sein, endgültige Antworten zu geben. In jedem Fall ist es hilfreich, sich auf die entsprechenden Fragen vorzubereiten bzw. eine Haltung zu ihnen zu entwickeln.

Ist Kiffen ungesund?

Der Konsum von Cannabis hat bei gewohnheitsmäßigem, in der Regel täglichem Konsum erhebliche gesundheitliche Risiken ganz unterschiedlicher Art. Neben den weiter unten beschriebenen Gefahren einer Abhängigkeitsentwicklung und der Wechselwirkung mit anderen psychischen Erkrankungen konnten ein erhöhtes Risiko für Herz-Kreislauf-Störungen und für Lunge und Atmung nachgewiesen werden, außerdem ein erhöhtes Krebsrisiko. Neben vielen unterschiedlichen Befunden ist man sich unter Experten darüber einig, dass insbesondere der frühe Einstieg und der fortgesetzte Konsum während der Pubertät ein hohes psychisches Gesundheitsrisiko mit sich bringen (Hoch u. a. 2015).

Oft betonen die Betroffenen, kiffen sei immerhin gesünder als der Konsum von Nikotin oder Alkohol. Diese Frage kann man leider nicht mit Forschungsergebnissen klären. Während eine Langzeitstudie (Aldington u. a. 2008) das Ergebnis zeigte, dass Cannabis deutlich schädlicher sei, kam eine andere Studie (Pletcher u. a. 2012) zu einem gegensätzlichen Ergebnis. Allerdings: Beim genaueren Hinsehen zeigt sich, dass die erste Studie auf das Krebsrisiko abzielte, die zweite hingegen auf die Entwicklung des Lungenvolumens, wodurch beide Studien gar nicht vergleichbar sind.

Um solchen Ablenkungsdebatten zu entgehen, ist die klarste Antwort diejenige, dass Cannabis auf jeden Fall ungesund ist.

Bei allen widersprüchlichen Forschungsergebnissen zu konkreten Folgeschäden ist doch eindeutig, dass der Cannabiskonsum gesundheitsschädlich ist.

Kann mir etwas schaden, was als Medikament verwendet wird?

Seit 2017 ist es möglich, auf Kosten der Krankenkassen unter bestimmten Bedingungen Cannabis verschrieben zu bekommen. Das Thema wird weiter unten ausführlicher behandelt. Ob der Einsatz von Cannabis als Medikament nicht dagegenspricht, dass Cannabis gesundheitsschädlich sei, lässt sich damit beantworten, dass das eine mit dem anderen nichts zu tun hat. Auch die Einnahme von Medikamenten, selbst wenn diese notwendig und sinnvoll sind, kann aufgrund ihrer Nebenwirkungen schädlich für den Körper sein.

In der Regel geht es in dieser Diskussion ohnehin eben nicht um die Gesundheitsschädlichkeit von Cannabis als Medikament, sondern hauptsächlich um jenen Fall, dass Cannabis ohne entsprechende Indikation genommen wird. Hier ist es in erster Linie wichtig – mit den Klientinnen und Klienten gemeinsam – zu klären, was ein medikamentöser Einsatz zur Linderung spezifischer Symptome darstellt und was Freizeitkonsum ist.

Ist Cannabis gefährlicher als Alkohol?

Auch bei der Frage, ob Kiffen ungefährlicher sei als Alkoholkonsum, kommt es auf die Betrachtungsweise an. Eine britische Studie (Nutt u. a. 2010), die die häufigsten Drogen nach ihrer grundsätzlichen Schädlichkeit für einen Menschen untersucht hat, kommt zu dem Ergebnis, dass Alkohol doppelt so gefährlich ist wie Cannabis. Bei dieser Studie wurden sowohl die physischen als auch die psychischen und sozialen Schäden untersucht, und zwar einerseits die Folgeschäden, die die Konsumenten selbst betreffen, andererseits auch jene Schäden, die anderen (Familienangehörige, Freunde) zugefügt werden.

Schaut man sich jedoch die Situation jener Menschen, um die es in diesem Buch geht, genauer an, so rückt die Wahrscheinlichkeit einer Verschlechterung zum Beispiel einer psychotischen Symptomatik durch die Droge deutlich in den Fokus. Hier ist die Gefährlichkeit von Cannabis als erheblich höher einzuschätzen als die von Alkohol.

Bei psychisch erkrankten Personen ist der schädigende Einfluss des Cannabis oft höher als beim Alkoholkonsum.

Macht Kiffen »dumm«?

Der Konsum von Cannabis führt zu kognitiven Einschränkungen. Zu diesem Ergebnis kommt nicht nur die Wissenschaft (siehe etwa Hoch u. a. 2015), sondern auch die Konsumierenden selbst wissen das. Die Aufmerksamkeit ist gesenkt, die Konzentration lässt nach, Merkfähigkeit und Kurzzeitgedächtnis sind eingeschränkt. Wissenschaft und Konsumenten stimmen allerdings auch darin überein, dass diese Beeinträchtigungen nur leichten Grades sind und sich in der Regel vollständig zurückbilden, sobald kein Konsum mehr stattfindet.

Ein besonderes Augenmerk muss man jedoch auf den Konsum im frühen Lebensalter legen. Eine Langzeitstudie maß den Intelligenzquotienten (IQ) von Menschen sowohl im Alter von 13 Jahren als auch im Alter von 38 Jahren. Es stellte sich heraus, dass Menschen mit einem regelmäßigen, anhaltenden Cannabiskonsum während der Jugendzeit einen deutlich – bis zu acht Punkten – gesenkten IQ aufwiesen (Meier u. a. 2012). Als Grund hierfür werden die zurzeit stark beforschten, in der Adoleszenz stattfindenden Umbauprozesse im Gehirn angesehen.

Einer der wichtigen Prozesse in dieser Zeit ist die Bildung der sogenannten weißen Substanz (Myelinisierung), die sich um die Nervenbahnen herum bildet und einen wichtigen Beitrag zur Signalleitung und damit zur kognitiven Fähigkeiten einer Person leistet. Eine Langzeitstudie hat nun herausgefunden, dass dieser Prozess durch den Cannabiskonsum deutlich verlangsamt wird, und dies umso mehr, je stärker der Konsum in dieser Zeit war (Becker u. a. 2015).

Ein weiterer Effekt des gewohnheitsmäßigen jugendlichen Cannabiskonsums, der auch nur bedingt und mit viel zusätzlicher Anstrengung ausgeglichen werden kann, ist der Einfluss auf die Schulleistungen. Schaut man sich die kognitiven Effekte des Konsums an, so wird sofort ersichtlich, dass sich diese eher negativ auf die Schulleistungen auswirken. Dies kann natürlich erhebliche Folgen für den weiteren schulischen und auch beruflichen Lebensweg nach sich ziehen.

Auch lebenslange Beeinträchtigungen der kognitiven Leistungen können aufgrund eines starken Cannabiskonsums während der Jugendzeit nicht ausgeschlossen werden.

Macht Cannabis abhängig?

Lange Zeit war umstritten, ob Cannabis überhaupt abhängig macht. Auch heute noch werden zum Beispiel Personen, die sich zur Entgiftung in eine Klinik begeben, von Mitpatienten, die an einer Alkohol- oder Opiatabhängigkeit leiden, manchmal spöttisch belächelt. Trotzdem ist heute ganz klar: Cannabis kann abhängig machen. Dies sehen wir nicht nur in unserer täglichen Arbeit, dies zeigen auch alle Untersuchungen. Im *Epidemiologischen Suchtsurvey* von 2021 zeigt sich bei jedem vierten Cannabiskonsumenten ein problematischer Konsum (Rauschert u. a. 2022).

> Definition von Abhängigkeit, Seite 28, 87

ENTZUG Weiterhin stark diskutiert wird, ob Cannabis »nur« psychisch abhängig macht oder auch körperlich. Hier wird häufig darauf verwiesen, dass es bei der Entgiftung von Cannabis keine Entzugssymptome gebe. Dem ist aus der Praxis deutlich zu widersprechen, denn Schlafschwierigkeiten, vermehrtes Schwitzen, Appetitlosigkeit und eine hohe Gereiztheit sind Symptome, die fast jeder Mensch beschreibt, der einen Cannabisentzug hinter sich gebracht hat.

Dass diese Symptome gegenüber jenen beispielsweise bei einem Opiatentzug eher gelinde ausfallen, liegt an einer Besonderheit des Cannabisabbaus. Im Gegensatz zu fast allen anderen Drogen wird das Cannabis im Körper nicht über die Leber, sondern über den Fettstoffwechsel abgebaut. Dieser Stoffwechsel ist erheblich langsamer. Man könnte also davon sprechen, dass das Cannabis »natürlich« ausgeschlichen wird. Dies ist im Übrigen auch der Grund, warum Cannabis viel länger als alle anderen Drogen (8–30 Tage, in Ausnahmefällen auch noch länger) im Urin nachweisbar ist.

Neben der psychischen Abhängigkeit lässt sich auch eine körperliche nachweisen, denn zahlreiche Entzugserscheinungen treten auch nach starkem Cannabiskonsum auf.

Ist Cannabis eine Einstiegsdroge hin zu härteren Drogen?

Obwohl widerlegt, wandert die Legende von Cannabis als Einstiegsdroge weiterhin durch die (Fach-)Öffentlichkeit. Unbestreitbar ist Cannabis häufig die erste *illegale* Droge, die ein Mensch zu sich nimmt. Aber längst nicht jeder, der in seinem späteren Leben ernsthafte Probleme mit sogenannten harten Drogen bekommt, hat früher auch Cannabis konsumiert. Umgekehrt greift nur ein sehr kleiner Teil von Menschen, die Cannabis konsumieren, zu einem späteren Zeitpunkt zu härteren Drogen. Allerdings ist es so, dass der Cannabiskonsum meist auch den ersten Kontakt zu einem Dealer herstellt. Dessen Angebot auch anderer Drogen könnte deshalb einen leichteren Zugriff auf andere Substanzen darstellen.

Lässt man für einen Moment die Frage der Legalität oder Illegalität einer Substanz außen vor, so muss klar gesagt werden, dass nicht Cannabis, sondern Nikotin und Alkohol fast immer am Anfang einer »Drogenkarriere« stehen, und zwar unabhängig davon, ob diese in einem gut kontrollierten Gelegenheitskonsum oder in schwerer Abhängigkeit endet. Dies zu realisieren wäre eine sehr positive Erkenntnis nicht nur für staatliches Handeln etwa bezüglich der Werbung, sondern auch für alle (erwachsenen) Menschen, deren zurückhaltendes Verhalten beim Tabak- und Alkoholkonsum eine wichtige Vorbildfunktion ausüben würde.

Cannabis ist weniger eine Einstiegsdroge als Nikotin und Alkohol.

Sollte Cannabis legalisiert werden?

Die Debatte um eine mögliche Legalisierung von Cannabis ist weltweit im vollen Gange. Auch in Deutschland ist ein entsprechendes Gesetz verabschiedet. Es ist nur verständlich, dass sich dies auch in unseren Gesprächen in den Einrichtungen niederschlägt. Es ist allerdings auch deutlich, dass sich, unabhängig von der Ausformung des Gesetzes, für uns in Bezug auf die Betreuung nichts ändern wird.

> Legalisierung, Seite 140 ff.

Zum einen ändert sich durch den veränderten Status der Legalität nichts an der potenziellen Problematik der Substanz. Auf der anderen Seite haben wir schon lange Zeit Erfahrung im Umgang mit einer legalen Droge in unseren Einrichtungen, nämlich dem Alkohol. Auch dieser ist häufig reglementiert, sei es durch Abstinenzvereinbarungen oder durch sein Verbot in Einrichtungen. Auch daran sehen wir, dass sich durch eine gesetzliche Regulierung des Cannabis nichts ändern wird an unserer therapeutischen Arbeit, wenngleich sich juristische Folgeprobleme vielleicht reduzieren werden. Natürlich wird der Diskussionsbedarf unserer Klienten und Klientinnen weiter steigen. Aus dem Gesagten erklärt sich jedoch, dass wir uns diesen Diskussionen ohne Probleme stellen können.

Cannabis statt Psychopharmaka?

Menschen, die aufgrund ihrer psychischen Erkrankung zur Einnahme starker Medikamente mit erheblichen Nebenwirkungen gezwungen sind, wünschen sich natürlich eine Alternative. Insofern ist die Frage, ob es nicht besser ist, sich mit dem natürlichen Cannabis anstatt der chemischen Psychopharmaka zu behandeln (»Bio statt Chemie«), sehr verständlich und auf den ersten Blick auch naheliegend.

> Selbstmedikation, Seiten 48 ff., 58 f., 86, 96 f., 147

Bei der Medikation sollte es immer nach dem Grundsatz gehen: »So wenig wie möglich und so viel wie nötig.« Diesem Grundsatz ist aber hinzuzufügen: »Wenn schon ein Medikament, dann das richtige.« Für die medikamentöse Behandlung psychischer Erkrankungen ist das »richtige« Medikament aber meist nicht Cannabis, denn oft stellt sich bei dem Versuch einer Selbsmedikation heraus, dass einer kurzfristigen Verbesserung der Symptomatik mittel- und langfristig die Verschlechterung der Krankheit durch den Cannabiskonsum folgt. Auch im Bereich der ärztlich verordneten Medikation gibt es zurzeit noch wenig Klarheit. Die begrenzten Datenmengen lassen (noch) keine Aussagen zur Wirksamkeit als Medikament zu (Hoch u a. 2018; Preuss u. a. 2018).

Entwicklung einer Sucht

Wer mit Cannabiskonsumenten zu tun hat, sollte sich zunächst darüber klar werden, wann man von einer Sucht bzw. Abhängigkeit spricht. Glücklicherweise gibt es hierzu anerkannte und kaum umstrittene Kategorien.

DEFINITIONEN Ein Mensch ist süchtig nach einer Substanz, wenn er ein *starkes Verlangen* oder eine Art inneren Zwang verspürt, diese Substanz zu sich zu nehmen. Er kann dann immer weniger kontrollieren, ob er die Substanz konsumiert bzw. in welcher Menge. Mit der Zeit braucht er *immer größere Mengen*, um die erwünschte Wirkung zu erhalten (Toleranzentwicklung). Wenn er die Substanz nicht konsumiert, entwickelt er körperliche und/oder psychische *Entzugserscheinungen*. So richtet er sein Leben immer stärker nach der Substanz aus, investiert viel Zeit und Gedanken auf den Konsum, den Erwerb oder die Verheimlichung. Im Gegenzug vernachlässigt er andere wichtige Lebensbereiche. Er konsumiert die Substanz weiter, obwohl er *weiß*, dass ihn dies körperlich, psychisch oder sozial schädigt.

Neben dem Konsummuster Abhängigkeit/Sucht gibt es noch das des Missbrauchs bzw. schädlichen Gebrauchs. Da Klientinnen und Klienten hier möglicherweise anführen, eben nicht süchtig zu sein, sondern die Substanz nur zu missbrauchen, und weil die Abgrenzung nicht so einfach ist, soll auch dieses hier beschrieben werden.

Die Definitionen von Abhängigkeit und Missbrauch klingen in der Tat recht ähnlich: Von einem Missbrauch oder schädlichem Gebrauch von Suchtmitteln spricht man bei einem Konsum, der zu einer *körperlichen oder psychischen Gesundheitsschädigung* führt. Zudem ist ein weiteres Kriterium, dass es durch den Konsum zu einer *körperlichen Gefährdung* kommen kann und dass dieser trotz dadurch entstehender *sozialer, zwischenmenschlicher Probleme* fortgesetzt wird. Schließlich werden auch *suchtbezogene Delinquenz* und das *Nichterfüllen wichtiger Verpflichtungen* als Anzeichen für einen schädlichen Gebrauch betrachtet.

Die wichtigste Unterscheidung zwischen Missbrauch und Abhängigkeit ist jedoch, dass der Konsument beim Missbrauch weiterhin die Kontrolle über die Droge hat. Er kann, wenn er das will, auch *nicht* konsumieren. Der abhängige Konsument hingegen ist zu dieser Entscheidung nicht mehr in der Lage. Hier hat die Droge bzw. die Abhängigkeit die Kontrolle übernommen.

Dieselben Kriterien gelten auch für die sogenannten stoffungebundenen Süchte wie Kauf-, Pornografie- Spiel- oder Internetsucht. Deren zunehmende Bedeutung zeigt ich unter anderem darin, dass sie in die Version der Internationalen statistischen Klassifikation der Krankheiten und verwandter Gesundheitsprobleme (ICD-11) als eigenständige Diagnosen aufgenommen wurden.

SUCHTDREIECK Untersuchungen haben deutlich gezeigt, dass es eine »Suchtpersönlichkeit« nicht gibt. Man findet unter Süchtigen genauso mannigfaltige Persönlichkeiten und Charaktere wie unter nicht süchtigen Menschen. Für die Entstehung einer Sucht sind vielmehr unterschiedliche Faktoren verantwortlich. Diese lassen sich in drei Gruppen einteilen; man spricht hier auch vom Suchtdreieck aus Individuum, Droge und Umwelt (siehe Abbildung 3).

Beim *Individuum* können neben Traumatisierungen und anderen lebensgeschichtlichen Ereignissen ein geringes Selbstwertgefühl, die eingeschränkte Fähigkeit zu Konfliktlösungen und zur Beziehungsgestaltung sowie eine geringe Frustrationstoleranz Einflussfaktoren sein. Trotzdem wird eine Person, auf die mehrere dieser Eigenschaften zutreffen, nicht automatisch zu Drogen greifen.

Es müssen Umstände dazukommen, die eher mit der *Droge* direkt zu tun haben. Wichtige Faktoren sind hier die Griffnähe bzw. Verfügbarkeit der Droge, ihre Wirkung bzw. Verträglichkeit, aber auch Faktoren wie Preis, Image, Werbung und gesetzliche Regelungen.

ABBILDUNG 3

Bedingungsgefüge Sucht

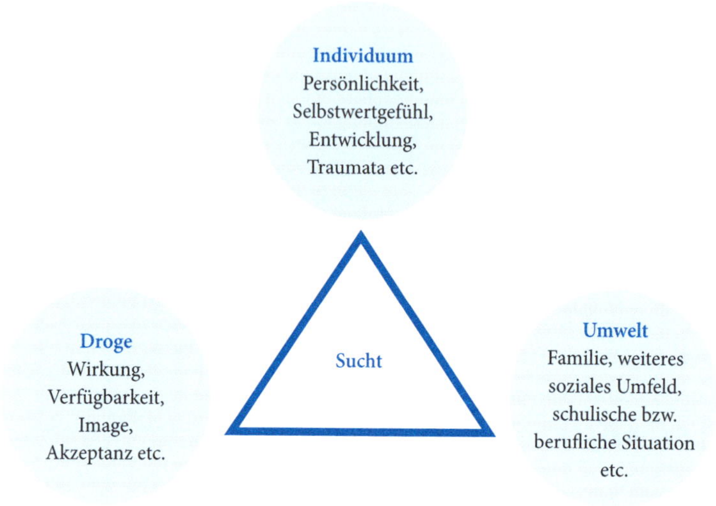

Schließlich spielt auch die *Umwelt,* in der der Mensch lebt, eine entscheidende Rolle dabei, ob es zur Suchtentwicklung kommt oder nicht. Neben Faktoren wie schwierige Wohnsituation, Verarmung und soziale Konflikte ist es wichtig, welche Akzeptanz die Droge im Umfeld des Menschen hat und inwieweit sie möglicherweise auch zur Abgrenzung von bestimmten anderen Personengruppen genutzt wird. Freunde, Familie und Vorbilder haben hierbei einen großen Einfluss.

Was geschieht im Gehirn?

Es war eine große Überraschung, als die Forschung Anfang der Neunzigerjahre spezielle »Cannabinoidrezeptoren« im Gehirn fand. Ist unser Gehirn also fürs Kiffen angelegt? Nein, diese Rezeptoren sind natürlich nicht »dazu gemacht«, als Andockstationen für das THC zu dienen, sondern eigentlich für das Anandamid.

> Anandamid, Seiten 15 f., 81 f.

Rezeptoren kann man als Andockstellen der Nervenzellen bezeichnen. Sie sind ein wichtiger Bestandteil bei der Weitergabe von Informationen durch Botenstoffe (Neurotransmitter). Es gibt verschiedene Neurotransmitter, die wichtigsten sind Serotonin, Noradrenalin und Dopamin.

Die speziellen Cannabinoidrezeptoren (CB1) ließen sich in unterschiedlichen Regionen des Gehirns nachweisen. Jene Bereiche des Gehirns, in denen sie besonders häufig vorkommen, sind für die folgenden Funktionen zuständig: Koordination, Sehen, Fühlen, Bewegung, Urteilsvermögen, Gedächtnis und das sogenannte Belohnungssystem. Schauen wir uns die Bereiche an, so lässt sich erkennen, wie sich der Konsum von Cannabis auf die jeweiligen Funktionen auswirkt. Von entscheidendem Einfluss auf die Entwicklung einer Sucht ist die Wirkung des Cannabis auf das Belohnungssystem.

BELOHNUNGSSYSTEM Das Belohnungssystem (das mesolimbische System und dort im Besonderen der Nucleus accumbens) ist ein Teil des Stammhirns, der sowohl für die individuelle als auch für die stammesgeschichtliche Entwicklung des Menschen immens wichtig gewesen ist. Es signalisiert dem Individuum, dass das soeben Getane einen positiven Effekt hatte und möglichst wiederholt werden sollte. Sei es nun eine besonders gelungene Art, ein Mammut zu jagen, eine Kartoffel in Salzwasser zu kochen oder die Anwendung moderner Lernstrategien, immer spielt die Aktivierung des Belohnungssystems eine herausragende Rolle. Diese wichtige Aktivierung kann allerdings auch durch Drogenkonsum künstlich erzeugt werden. Auch dabei kommt es zum Wohlgefühl, wodurch sich der »Auftrag« entwickelt, dieses Verhalten zu wiederholen. Hier liegt ein entscheidender Faktor für den Drogenkonsum insgesamt und, unabhängig von der Wirkrichtung und der Funktion für den Einzelnen, für den Wunsch, diesen zu wiederholen.

Beim Konsum von Cannabis, genauer gesagt von THC, werden alle Cannabinoidrezeptoren gleichzeitig in höchstem Maße stimuliert. Im Belohnungssystem führt dies zu einer hohen Ausschüttung von Dopamin.

Nun ist unser Gehirn jedoch darauf angelegt, ein einmal aus den Fugen geratenes Gleichgewicht wiederherzustellen. Folgerichtig wird im Nucleus accumbens verstärkt ein Protein (CREB) gebildet, das die Dopaminausschüttung hemmt. Dieser Vorgang ist wichtig zum Verständnis zweier im Umgang mit Süchtigen sehr bedeutsamen Prozesse.

Die Dopaminausschüttung hat ein Wohlgefühl erzeugt, das durch die Wiederholung der Handlung erneut hergestellt, wenn nicht gar gesteigert werden soll. Da die Ausschüttung des CREB jedoch das Dopamin hemmt, müssen immer höhere Dosen der Droge konsumiert werden, um zumindest einen gleichbleibenden Effekt zu erzielen. Hier liegt die Ursache für die Toleranzentwicklung. Gleichzeitig ist das Ausbleiben des Wohlgefühls die Ursache des sogenannten Suchtdrucks (»Craving«).

Im zweiten Prozess produziert der Nucleus accumbens das Protein Delta-FosB, welches sehr lange (Wochen oder sogar Monate) in den Zellen bleibt und zunächst die belohnende Wirkung der Droge verstärkt und die Rückfallgefahr erhöht. Außerdem steht dieser Prozess in Verdacht, für das lebenslang anhaltende Suchtgedächtnis verantwortlich zu sein.

GROSSHIRN Nun werden ja nicht alle Menschen nach dem Konsum einer Droge süchtig. Dies liegt daran, dass diese Prozesse im Belohnungszentrum allein noch nicht unser Verhalten bestimmen. Die Entscheidung, ob ein Verhalten erneut ausgeführt wird, fällt letztlich in unserem Großhirn (und hier im Besonderen im präfrontalen Kortex), in dem so wichtige Funktionen wie der Verstand (also unsere Kognitionen) beheimatet sind. Hier kommt es zu einer Gesamtbeurteilung des Prozesses, und es wird entschieden, wie wichtig diese lustbringende Aktion für die Person ist.

Übertragen auf den einzelnen Menschen bedeutet das: Ist eine Person klaren Verstandes, nicht abgelenkt durch beispielsweise Probleme, Verarbeitung von Traumata oder der Auseinandersetzung mit dem eigenen Selbstwert, so ist er auch in der Lage, Nutzen und Risiken des Drogenkonsums einzuschätzen und ein nicht schädigendes Konsummuster zu entwickeln.

Es ist vor allem das Belohnungssystem des Gehirns, das uns Menschen zum wiederholenden Drogenkonsum verleitet; im präfrontalen Kortex können wir aber durchaus rational dagegenhalten.

Besonderheiten junger Klienten

Einer besonderen Beobachtung bedarf der Einfluss von Cannabis auf das sich noch entwickelnde Gehirn von Jugendlichen. Es wird immer wieder behauptet, dass das Einstiegsalter bei Cannabis kontinuierlich sinke, dies ließ sich in der Forschung jedoch nicht belegen. In einer Studie der Bundezentrale für gesundheitliche Aufklärung über die Drogenaffinität Jugendlicher zeigte sich, dass das Einstiegsalter in den Jahren 1993 bis 2011 durchgehend zwischen 16,3 und 17 Jahren lag. Diese Zahlen sagen aber auch aus, dass das durchschnittliche Einstiegsalter eben genau in der auch für die Entwicklung des Gehirns sehr bedeutsamen frühen Adoleszenz liegt (Bundeszentrale für gesundheitliche Aufklärung 2012).

Während der Adoleszenz kommt es zu starken Umstrukturierungen im Gehirn. Es werden neue Nervenzellen gebildet, nicht mehr benötigte Nervenverbindungen werden abgebaut, der oben angesprochene präfrontale Kortex bildet sich weiter aus und die Verbindungen zwischen diesem und der Region, in der das Belohnungssystem liegt, verändern sich. Diese Veränderungen finden also genau in jenen Bereichen statt, in denen sich entscheidet, ob Drogenkonsum unter Kontrolle gehalten werden kann oder zum Problem wird.

Insgesamt scheint es logisch, dass ein sich im Aufbau befindliches Gehirn mehr von der Störung seines Stoffwechsels beeinträchtigt wird als ein schon voll entwickeltes. Untersuchungen zeigen zum Beispiel, dass ein früher Einstieg in den Cannabiskonsum zu Einschränkungen des Arbeitsgedächtnisses führt, die auch nach mehreren abstinenten Jahren weiter anhalten (Smith u. a. 2014).

HÄUFIGKEITEN Obwohl in unsere Behandlungen auch immer mehr ältere Menschen kommen, ist Cannabis eine Droge, die vorzugsweise junge Menschen anspricht. Der größte Anteil von Cannabiskonsumenten liegt im Alter zwischen 18 und 30 Jahren. Schaut man sich jedoch die Zahlen genauer an, so zeigen sich noch weitere wichtige Ergebnisse. Das epidemiologische Suchtsurvey 2019 sagt aus, dass bei Befragten im Alter von 18 bis 64 Jahren 29,5 Prozent angaben, mindestens einmal in ihrem Leben Cannabis konsumiert zu haben. Rund 7 Prozent hatten während der letzten zwölf Monate und 3 Prozent in den letzten dreißig Tagen Cannabis konsumiert (Seitz u. a. 2019).

In der Altersgruppe der 18- bis 24-Jährigen waren es 46,4 Prozent, die zumindest einmal in ihrem Leben Cannabis konsumiert hatten, für die letzten zwölf Monate gaben dies etwa 24 Prozent und für die letzten dreißig Tage 11,5 Prozent an. In der Altersgruppe der 12- bis-17-Jährigen lauteten die Zahlen 10,4 Prozent hatten mindestens schon einmal Cannabis konsumiert, rund 8 Prozent in den letzten zwölf Monaten und 3,8 Prozent in den letzten dreißig Tagen (Orth u. a. 2020). Es ist also deutlich zu sehen, dass sich insbesondere jene Werte, die sich auf die letzten dreißig Tage und damit auf einen aktuellen Cannabiskonsum beziehen, bei den Jugendlichen und noch mehr bei den jungen Erwachsenen deutlich höher liegen als bei der Gesamtbevölkerung.

ENTWICKLUNGSAUFGABEN Im Laufe des Lebens hat ein Mensch immer der Lebensphase entsprechende Entwicklungsnotwendigkeiten. Ob es nun das Laufenlernen des Kleinkindes ist oder das Umgehen mit der Berentung, immer gibt es Umstände, an die es sich anzupassen bzw. in die es sich hineinzuentwickeln gilt.

Dies gilt im Besonderen für die Adoleszenz, da es hier besonders viele und besonders weitreichende Entwicklungsschritte mit ihren jeweiligen Aufgaben zu bewältigen gilt:

- schrittweise Lösung aus dem Elternhaus,
- Ausbildung einer Geschlechtsidentität,
- Aufnahme intimer Kontakte,
- Findung der Rolle innerhalb der Familie und in der Gesellschaft,
- Schulabschluss,
- Entwicklung einer beruflichen Perspektive,
- Entwicklung eines Konsummusters für verschieden Substanzen etc.

Der letzte Punkt erscheint auf den ersten Blick vielleicht etwas überraschend, aber gerade bei der Entwicklung einer Sucht spielen Konsummuster eine große Rolle. Der junge Mensch kommt nämlich in dieser Lebensphase vermehrt in Kontakt mit Alkohol, Nikotin und anderen Drogen und muss sich entscheiden, ob und, wenn ja, in welchem Umfang er diese konsumieren möchte.

In unserer therapeutischen Praxis zeigt sich immer wieder, dass die Entwicklung eines Menschen in dem Moment beeinträchtigt bzw. verzögert wird, in dem er von einem Gelegenheitskonsum zu einem missbräuchlichen Konsum bzw. zu einer Abhängigkeit übergeht. Kommen diese Personen dann zu uns in die Therapie, gilt es, diese Entwicklungen erneut aufzunehmen bzw. nachzuholen. Meistens ist dies rückwirkend jedoch viel schwieriger als in jener biografischen Phase, in die sie hineingehörten. Bei schulischen Entwicklungen versteht sich das von selbst, wenn etwa Schulabschlüsse nicht geschafft worden sind. Dies gilt jedoch auch für alle anderen Entwicklungsnotwendigkeiten. Die Adoleszenz ist zum Beispiel eben jene Phase, in der die Jugendlichen mit Fragen konfrontiert sind wie: »Welche Form von Beziehung möchte ich?«, »Zu welchem Geschlecht fühle ich mich hingezogen?«, »Welche Form von Sexualität möchte ich?« Und schließlich: »Wie nehme ich Kontakt zu potenziellen Beziehungspartnern oder -partnerinnen auf, wie werbe ich um sie bzw. wie weise ich entsprechende Angebote adäquat zurück?«

Nicht selten weichen jugendliche Cannabiskonsumenten auch diesen – ja nicht einfachen – Fragen durch den Konsum aus und müssen diese nach erreichter Abstinenz wieder aufnehmen. Dies ist jedoch viel leichter, wenn man hierzu in Kontakt zu Gleichaltrigen mit ähnlichen Fragen steht und von denen auch als jemand wahrgenommen wird, für den diese Frage vielleicht noch nicht geklärt ist.

Natürlich ist es so, dass in einer Phase wie der Adoleszenz, in der so viele Entwicklungsnotwendigkeiten gleichzeitig auftreten, auch die Möglichkeit einer Störung dieser Entwicklungen besonders groß ist. Es stellt deshalb gar keinen Sonderfall dar, auf einen erwachsenen Menschen zu treffen, der es noch nicht gelernt hat, sich beispielsweise adäquat abzugrenzen, noch keinerlei Intimkontakte hatte bzw. nur im berauschten Zustand, keinen oder nur einen schlechten Schulabschluss besitzt und auch in der beruflichen Entwicklung noch sehr am Anfang steht bzw. sich in diesem Bereich in einer Sackgasse empfindet. Der folgende Fall mit vielfachen Entwicklungsverzögerungen durch den Cannabiskonsum ist somit überhaupt keine Ausnahme.

BEISPIEL

Herr F. kam nach 17-jährigem Cannabiskonsum mit 32 Jahren zur ambulanten Entwöhnungsbehandlung in unsere Einrichtung. Obwohl er eine eigene Wohnung besaß, hatte er fast täglich Kontakt zu seinen Eltern, war drei- bis viermal pro Woche zum Essen bei ihnen und fuhr auch gemeinsam mit ihnen in den Urlaub. Ein eigener

> Freundeskreis existierte nicht. Er hatte weder je eine Freundin noch überhaupt Sex gehabt. Zwar hatte er sich schon viele Gedanken darüber gemacht, wie er eine Frau ansprechen könne, eine Umsetzung dieser Gedanken traute er sich jedoch nie zu. Die Schule hatte er trotz nachweislich sehr hoher Intelligenz »nur« mit dem Realschulabschluss beendet. In seinem Beruf, den eigentlich sein Vater für ihn ausgesucht hatte, fühlte er sich seit vielen Jahren nicht mehr wohl. Er fühlte sich permanent unterfordert und war seit über einem Jahr wegen Depressionen krankgeschrieben.

Ein später Beginn der Drogenabhängigkeit ist deshalb auch unabhängig von der Entwicklung des Gehirns prognostisch günstiger als ein früher, da dann möglicherweise schon soziale Entwicklungen abgeschlossen sind, auf die der Mensch zurückgreifen kann, wenn er sich auf den Weg macht, sich von seiner Sucht zu befreien. Jeder, der pubertäre Jugendliche kennt, weiß, dass diese Zeit nicht nur von Entwicklungsnotwendigkeiten geprägt ist, sondern dass die Jugendlichen gerade wegen der Fülle der anstehenden Entwicklungsaufgaben und deren teilweise existenzieller Bedeutung auch unter vielen Problemen und Krisen leiden. Hier kommt nun das Cannabis ins Spiel.

Es gibt sehr unterschiedliche Gründe, in jungen Jahren mit all ihren Überforderungen Cannabis zu konsumieren. Ein Grund wird besonders häufig genannt, nämlich Cannabis als »Problemlöser«. Für die meisten Menschen, die irgendwann Probleme mit ihrem Cannabiskonsum bekommen, gilt, dass der Konsum am Anfang als Symptom eines anderen Problems verstanden werden kann: Probleme mit den Eltern, der Schule, im Freundeskreis und schließlich mit sich selbst. Auch kann es sich beim Cannabiskonsum um eine (wenig zielführende) Form der Angstabwehr bei anstehenden Anforderungen handeln.

In der biografischen Phase der Adoleszenz scheint es naheliegend, sich in einen Zustand zu bringen, in dem diese Probleme scheinbar nicht mehr da sind bzw. als viel weniger belastend empfunden werden. Zusätzlich verlockend ist, diesen Zustand gemeinsam mit anderen zu erleben und zu einer Gruppe Gleichgesinnter zu gehören. So tritt an die Stelle der Probleme oder des unangenehmen Gemütszustandes ein entspanntes, häufig lustiges Gemeinschaftserlebnis.

Das Verhängnisvolle daran ist, dass dieses Verhalten am Anfang durchaus funktioniert. Erwünschte und erlebte Wirkung sind häufig noch deckungsgleich. Natürlich gilt das nicht für alle Menschen. Wir können jedoch mit Sicherheit davon ausgehen, dass Menschen, bei denen sich schon am Anfang die erwünschte Wirkung nicht einstellt oder der Konsum gar ein unangenehmes Erlebnis darstellt, später nicht aufgrund von problematischem Konsum in der Behandlung wieder treffen.

Für die anderen jedoch ist das »Wegbeamen« aus der problematischen Gegenwart genau das, was passieren soll, und somit wird das Kiffen zu einem »erfolgreichen Verhalten«. Die Kurzfristigkeit dieses Erfolgs wird ausgeblendet, was gut zu dem ebenfalls in dieser Entwicklungsphase häufig anzutreffenden Vogel-Strauß-Prinzip passt, und zwar insbesondere, da es zumindest am Anfang so scheint, als könne man, wenn der »Erfolg« nachlässt, durch erneuten Konsum immer wieder die gewünschte Wirkung eintreten lassen.

Aus unserer Erwachsenensicht ist offensichtlich, dass eine Methode des Ausblendens nicht wirklich ein Lösungsversuch sein kann, sondern dass das Problem erneut auftaucht, sobald man wieder klar auf die Situation schaut. Leider ist es sogar so, dass sich bestimmte Problematiken durch den Cannabiskonsum noch verstärken. Dies passiert, wenn das Liegenlassen von Problemen wie Schulschwierigkeiten, Schulden oder Beziehungsprobleme nicht nur das Problem nicht löst, sondern sogar verschärft. Auch der weiter unten beschriebene direkte negative Einfluss des Cannabis auf die Entwicklung psychischer Störungen führt zu einer Verschärfung der Problematik.

> Psychische Störung, Seiten 48 ff.

Geschieht dieser Versuch der vermeintlichen Problemlösung mit der psychischen Verdrängung nicht nur temporär, sondern hält über einen längeren Zeitraum an, wird aufgrund der oben beschriebenen Suchtentwicklung aus dem Symptom Cannabiskonsum ein eigenständiges Problem. Es ist also davon auszugehen, dass der junge Mensch, anstatt ein Problem gelöst zu haben, nun mit zwei eigenständigen Problemen zu tun hat.

PEERGRUPPE Eine ganz besondere Bedeutung haben in dieser Lebensphase die Peers, also die Gruppe der Gleichaltrigen. In einer Untersuchung aus der Schweiz wurde herausgefunden, dass sich vom 11. bis zum 15. Lebensjahr der Anteil derer, die mindestens einen Abend in der Woche mit Gleichaltrigen verbringen, bei Mädchen von 22 auf 73,3 Prozent und bei Jungen von 26,3 auf 78,5 Prozent erhöht, das heißt, der Anteil verdreifacht sich. Ein ähnlicher Anstieg zeigt sich in der Zahl derer, die täglich mittels elektronischer Medien Kontakt mit Gleichaltrigen pflegen. Hier stieg der Anteil in dieser Lebensphase von 13,9 auf 59,7 Prozent bei den Mädchen und von 12,3 auf 44,2 Prozent bei den Jungen. Der Anteil vervierfacht sich etwa (Rohrbach & Kuntsche 2012). Es zeigt sich also deutlich, dass die Bedeutung, die der Kontakt zu und die Bestätigung von Gleichaltrigen hat, in dieser Phase extrem zunimmt.

Der Einfluss der Peergruppe auf ihre einzelnen Mitglieder ist vielfältig. In erster Linie hat die Gruppe eine klare Schutzfunktion in der für die Jugendlichen besonders verwirrenden Welt. Wichtige Aspekte sind hierbei:

- Es findet eine Kommunikation auf Augenhöhe statt.
- Alle »sitzen im selben Boot« und verstehen sich deshalb.
- Es gibt eine hohe Übereinstimmung in den Ansichten und Zielen.
- Es besteht ein Unterstützungsangebot sowohl bei der Bewältigung des Alltags als auch im emotionalen Bereich.

Gleichzeitig kann die Peergruppe aber auch eine Gefahr für den Einzelnen bedeuten. Abweichungen können schwierig sein, werden von der Gruppe nicht gerne gesehen und können auch zum Ausschluss aus der

Gruppe führen. Bietet sich dann keine Alternative, so verliert der Jugendliche die oben genannte Schutzfunktion, was verständlicherweise als extrem verunsichernd wahrgenommen und deshalb tunlichst vermieden wird.

Der Konsum von Cannabis kann in einer Peergruppe verschiedene Funktionen übernehmen:

- In der Gruppe bietet sich die Möglichkeit, riskantes Verhalten wie den Drogenkonsum gemeinsam mit anderen auszuprobieren.
- Drogenkonsum und hier insbesondere Konsum von Cannabis, der in besonderer Weise mit der Jugend- und Popkultur sowie einem gewissen rebellischen Image verbunden ist, bietet die Möglichkeit, sich deutlich von der Erwachsenenwelt abzugrenzen.
- Das Unterscheidungskriterium (Kiffer oder Nichtkiffer) trägt zur Gruppenidentität bei. Bei Personen, die zu uns in die Behandlung kommen, ist es überwiegend so, dass sie ausschließlich konsumierende Freunde haben. Der Kontakt zum nicht konsumierenden Umfeld ist meist völlig abgebrochen. Man spricht hier nicht zu Unrecht von der Kifferidentität. Sich von dieser zu lösen macht vielen Menschen, die abstinent leben wollen, große Schwierigkeiten.

All dies heißt, dass die Teilhabe an einer Peergruppe, die im Grundsatz als richtig und gesund zu bewerten ist, in Bezug auf den Drogenkonsum problematisch sein kann. Aber der im Rückblick häufig angesprochene »schlechte Einfluss« oder die Rede von »falschen Leute«, mit denen man zusammengekommen sei, sind eben nur *ein* Einflussfaktor. Von mindestens ebenso großer Bedeutung ist es, in welcher psychischen und familiären Situation der Jugendliche zu dieser Zeit steckt. Nicht jeder, der einem möglicherweise schlechten Einfluss einer Gruppe ausgesetzt ist, wird deshalb süchtig. Aber für die Menschen, die durch ihre sonstige Situation besonders gefährdet sind, eine Sucht zu entwickeln, kann die Peergruppe ein zusätzlicher gefährdender (oder eben auch protektiver) Faktor sein.

ELTERN Trotz des hohen Einflusses der Peers wäre es falsch, die Bedeutung der Eltern auch in dieser Lebensphase zu unterschätzen. Das Streben nach Autonomie ist nur die eine Seite dieser schwierigen Lebensphase, die andere, nicht weniger entscheidende ist der Wunsch nach Geborgenheit und Halt. In meiner familientherapeutischen Praxis ist dies ein wichtiger Aspekt. Eltern sind sich ihres weiterhin vorhandenen Einflusses oft nicht bewusst und versuchen deshalb nicht einmal, ihn einzusetzen. Es ist nicht leicht für Eltern, einem Kind, das sich ständig entzieht, die Augen bei jeder gut gemeinten Bemerkung verdreht und einem deutlich zu verstehen gibt, wie peinlich man doch sei, trotzdem weiterhin diese Geborgenheit und auch die eigenen Werte anzubieten. Die familientherapeutische Praxis zeigt deutlich, dass es auch die unterstützende Haltung und die vermittelten Werte der Eltern sind, die für einen Jugendlichen hilfreich sind, sich von einem problematischen Konsummuster zu trennen.

An die Stelle der Eltern treten bei den beeinträchtigten jungen Menschen natürlich häufig Sozialarbeiter, Erzieher oder ähnliche professionelle Betreuer. Dies gilt auch, wenn wir mit jungen Erwachsenen arbeiten. Durch den oben beschriebenen Prozess der aufgeschobenen Entwicklung haben wir es mit diesen scheinbar gegensätzlichen (pubertären) Anforderungen der Klientinnen und Klienten an uns auch noch mit 21- oder auch 25-Jährigen zu tun – eben Menschen, die das Elternhaus längst verlassen und in unser Helfersystem eingetreten sind.

Natürlich sind psychiatrisch Tätige nicht die Eltern der Klientinnen und Klienten. Die Professionalität muss im Vordergrund stehen. Das schützt oft allerdings nicht davor, mit Verhaltensweisen konfrontiert zu werden, wie sie den Eltern gegenüber üblich sind. Unsere Aufgabe ist es dann, diesen Anforderungen adäquat zu begegnen. Wir dürfen uns durch die scheinbare Gegensätzlichkeit von Autonomie und Sicherheit nicht aus der Ruhe bringen lassen. Das Wissen, dass ein solches Verhalten weder ein Hinweis auf eine bestimmte Psychopathologie ist noch zwingend aus der Beziehung zwischen dem Betreuten und uns entspringt, hilft, sich darauf zu besinnen, dass eine tragfähige haltende Beziehung, ein deutliches Beharren auf Regeln und Werten sowie die Unterstützung der Selbstständigkeit keinen Widerspruch bedeuten.

Umgang mit Ambivalenz

Ambivalenz und damit nie vollständig ausbalancierte Gefühle sind menschlich. Eigentlich sind wir alle fast immer ambivalent. Dass wir wirklich zu hundert Prozent von der Richtigkeit einer Entscheidung oder eines Weges überzeugt sind, ist doch eher ein Ausnahmefall. Drei Varianten sind beschrieben worden:

Annäherungs-Annäherungs-Konflikt: Hier ist eine Entscheidung zwischen zwei gleich attraktiven Möglichkeiten notwendig (zwei gute Jobs).

Vermeidungs-Vermeidungs-Konflikt: Dieser betrifft die Entscheidung zwischen zwei gleich negativen Möglichkeiten (Benutzung der überfüllten Bahn oder Radfahrt bei Eis und Schnee).

Annäherungs-Vermeidungs-Konflikt: Die Person ist zugleich angezogen und abgestoßen vom selben Sachverhalt (»Ich kann nicht mit ihr leben und nicht ohne sie«).

Beim doppelten Annäherungs-Vermeidungs-Konflikt ist der Betroffene hin- und hergerissen zwischen zwei Möglichkeiten, in unserem Fall Konsum versus Abstinenz. Beide haben sowohl positive als auch negative Aspekte. Der Süchtige wird viele Gründe aufzählen können, die dafürsprechen, weiterhin zu konsumieren, und ebenso solche gegen den weiteren Konsum. Er wird aber auch Gründe dafür finden, abstinent zu leben, ebenso wie Gründe dagegen. Genauso verwirrend wie hier geht es auch im Kopf des Betroffenen zu.

GESPRÄCHSFÜHRUNG Auch wenn es allgemein menschlich ist, ambivalent zu sein, und wir uns immer wieder in Situationen befinden, in denen es uns schwerfällt, uns für eine Seite zu entscheiden, so ist es doch wichtig, nicht in der Ambivalenz hängen zu bleiben. Eine besondere Methode, einem Menschen dabei zu helfen, mit dieser Ambivalenz umzugehen, ist die Motivierende Gesprächsführung (Miller & Rollnick 2004; Kremer & Schulz 2020). Als Methode, um die Ambivalenz zu verdeutlichen und einer Auflösung näherzukommen, wird unter anderem die sogenannte Entscheidungswaage genutzt. Einfach gesagt: »Lassen Sie uns eine Liste mit den Pros und Kontras machen.« Auf der einen Seite der Waage werden alle Argumente zusammengetragen, die für die eine Entscheidung sprechen, und auf die andere Seite die dagegen.

> Motivation, Seiten 88, 119 ff., 129 f., 134

Bei Abhängigkeitskranken zeigt sich die innere Ambivalenz in besonderer Weise. Bei dem für die Sucht typischen ambivalenten Konflikt handelt es sich um den oben genannten doppelten Annäherungs-Vermeidungs-Konflikt. Hier reicht eine einfache Waage allerdings nicht aus, da es sowohl Gründe für als auch gegen den Konsum und ebenso Gründe für und gegen die Abstinenz gibt.

In diesem Fall bietet sich das »Vier-Felder-Schema« an. Im Rahmen unseres psychoedukativen Angebots für Menschen mit Psychose und Sucht lassen wir unsere Klienten dieses Schema ausfüllen und übertragen dann alles, was erarbeitet wird, in eine gemeinsame Aufstellung. Die Abbildung 4 zeigt beispielhaft das Ergebnis aus einer ganzen Gruppe (jeder einzelne Klient hatte natürlich erheblich weniger aufgeschrieben).

So einfach dieses Instrument erscheinen mag, so effektiv kann es sein. Eine solche Herangehensweise (je nach Konflikt kann es die Entscheidungswaage oder das Vier-Felder-Schema sein) bietet aber nicht nur eine Hilfe bei der Strukturierung, sondern »zwingt« die Klienten dazu, sich mit der Sinnhaftigkeit der Argumente auseinanderzusetzen. Argumente, die man nur »im Kopf« hat, wirken manchmal ganz anders, wenn sie ausgesprochen, aufgeschrieben und besprochen werden. Oft bringt eine solche Waage ganz neue Erkenntnisse zutage. Zum Beispiel zeigt sich, wenn wir die Entscheidungswaage mit unseren Klienten ausfüllen, fast immer, dass

ABBILDUNG 4

Erlebte Vorteile und Nachteile von Konsum und Abstinenz

Vorteile	
Konsum	**Abstinenz**
• besser abschalten	• mehr Geld
• bessere Laune	• gesünder leben
• keine Stimmungsschwankungen	• Gesundheit
• die Welt ist nicht mehr nur schwarz und weiß	• das Leben besser mitbekommen
• Entspannung	• besser konzentrieren, denken
• beruhigender Zeitraum	• Klarheit
• guter Schlaf	• Gelassenheit
• Probleme kurzzeitig weg	• Ruhe
• Schmerzlinderung	• keine Psychose
• eine Art Stütze	• keine paranoiden Gedanken
• Hilfe, um durchzukommen	• gesündere Gesichtsfarbe
• abgegrenzt von der Außenwelt	• gute Laune
• sich nicht mehr mit Problemen beschäftigen	• aktiver
• keine Vorteile	• mehr Antrieb
	• lebensfroh
	• Stabilität
	• besseres Gedächtnis
	• fitter fühlen
	• Träume kehren wieder
	• Gedanken sind geordneter
	• strukturiertes Leben
	• kein Stress mit anderen

Nachteile	
Konsum	**Abstinenz**
• Selbstmordgedanken • Gedächtnisverlust • schlechte Laune (danach) • Müdigkeit • Blassheit • Depressivität • Suchtdruck • paranoide Gedanken • Alltagsunfähigkeit • Antriebslosigkeit • weniger Geld und hoher Zeitaufwand • Frustration • lange schlafen können • Durcheinandersein • Vergesslichkeit • Konflikte mit der Staatsgewalt • Leute reden hinter dem Rücken • macht teilweise die Familie kaputt, kein Vertrauen • Psychose • Krankheiten • keine realen Denkvorstellungen • Gesundheit wird beeinträchtigt • schlechter Umgang mit Menschen	• wenig Schlaf • Suchtverlagerung • Schneidedruck u. Ä. • Entzugserscheinungen • extreme Unruhe • das Gefühl, dass etwas fehlt • Suchtdruck

bei den Gründen für den Konsum häufig die kurzfristigen Vorteile zu finden sind, während die mittel- und langfristigen überwiegend *gegen* einen Konsum sprechen. Hier bietet sich natürlich im Kontakt mit den Klientinnen und Klienten eine gute Möglichkeit, ins Gespräch zu kommen, und zwar nicht anhand irgendwelcher abstrakter Beispiele oder Daten, sondern genau anhand jener Gründe, die sie selbst für Konsum oder Ambivalenz nennen.

Bei diesen Gesprächen ist es jedoch sehr wichtig, beide Pole der Ambivalenz zu besprechen und nicht nur jene Argumente, die aufseiten der Abstinenz stehen. Der Klient hat subjektiv gute Gründe, die für einen weiteren Konsum sprechen. Sie unbeachtet zu lassen würde bedeuten, dass sie »im Untergrund« weiterwirken. Die Erfahrung zeigt, dass sie, da der Klient sich nicht mit ihnen auseinandergesetzt hat, irgendwann wieder virulent werden, was eine hohe Rückfallgefahr darstellt.

Es ist aber auch eine der wichtigsten Erkenntnisse der Motivierenden Gesprächsführung, die sich auch mit meinen Erfahrungen deckt, dass ein Mensch, der in einer Ambivalenz steckt, immer die Tendenz haben wird, jene Seite in den Vordergrund zu rücken, die von seinem Gegenüber nicht ausreichend gewürdigt wird. Wenn wir also die Seite der Abstinenz allein oder zu stark betonen, so »zwingen« wir den Klienten dazu, verstärkt jene Argumente anzuführen, die gegen eine Abstinenz sprechen. Es ist also wichtig, dass der Klient im Gespräch vermehrt selbst all jene Argumente anführt, die für eine Abstinenz sprechen.

Hierbei handelt es sich nicht nur um einen der wichtigsten Grundsätze der Motivierenden Gesprächsführung, sondern die Nichtbeachtung dieses Effekts führt in der Praxis fast immer zur Entstehung von Widerstand und damit zur Behinderung des Prozesses (»Es-richten-wollen«-Reflex).

> »Es-richten-wollen«-Reflex, Seite 123

Wechselwirkungen mit psychischen Erkrankungen

»Komorbidität« bedeutet, dass zusätzlich zu einer Grunderkrankung eine weitere Erkrankung auftritt, die diagnostisch von dieser zu unterscheiden ist. Es müssten also zum Beispiel sowohl die Kriterien für die Diagnose einer Schizophrenie als auch die für die Diagnose einer Depression gegeben sein. Hingegen wäre eine Depression als Negativsymptomatik der Schizophrenie im eigentlichen Sinne nicht als Komorbidität einzuschätzen.

In der allgemeinen Diskussion zu unserem Thema spricht man jedoch von komorbiden Störungen immer dann, wenn ein Mensch zu einem Zeitpunkt an mindestens zwei Erkrankungen leidet und diese miteinander in Verbindung stehen. Für die praktische Arbeit ist das die griffigere Umschreibung, weshalb ich sie verwende.

Mit einer solchen Begriffsbestimmung ist allerdings noch nichts darüber ausgesagt, in welchem Verhältnis die beiden Erkrankungen zueinander stehen. Ist die Suchterkrankung ursächlich für die andere psychische Krankheit oder ist es andersherum? Verstärkt eine der beiden Erkrankungen die andere oder mildert sie diese gar ab? Oder haben beide Krankheiten vielleicht sogar *gemeinsame* Ursachen?

Häufig sind die Zusammenhänge nicht klar zu bestimmen, denn es handelt sich um Wechselwirkungen im Wortsinn. Beide Erkrankungen haben Auswirkungen auf die jeweils andere. Trotzdem lassen sich die Zusammenhänge in der Regel individuell gut herausarbeiten. Dies erfordert Offenheit und die Bereitschaft, sich den Einzelfall mit all seinen Facetten gut anzuschauen. Es ist zudem ein guter Schutz davor, allzu schnell in Schubladen zu denken, und ist ohnehin der Beziehungsentwicklung zwischen Berater und Klient sehr zuträglich.

Die Zahl derer, die zusätzlich zu ihrer Cannabisabhängigkeit in ihrem Leben eine andere psychische Störung bzw. eine weitere Substanzstörung entwickeln, liegt zwischen 50 und 90 Prozent. Differenzierte Zahlen liefert eine Studie aus Madrid (Arias u. a. 2013). Zu folgenden psychischen Störungen konnten Zusammenhänge festgestellt werden (Hoch u. a. 2015; Petersen & Thomasius 2007): Depressionen, bipolare Störungen, Manien, Angststörungen, Psychosen, Persönlichkeitsstörungen, ADHS.

Cannabis und Depression

Zur Wechselwirkung zwischen Cannabis und Depressionen gibt es zahlreiche Studien (siehe Petersen & Thomasius 2007). Die Madrider Studie von Francisco Arias und Kollegen (2013) gibt an, dass von allen, die an einer Cannabisabhängigkeit oder einem -missbrauch leiden, im Laufe ihres Lebens 26,1 Prozent auch an einer depressiven Episode und 20,4 Prozent an einer Dysthymie erkranken.

Die Funktion, die der Cannabiskonsum für depressive Menschen hat, ändert sich im Verlauf. Am Anfang geht es sicher eher darum, die mit der Depression zusammenhängenden Probleme zu dämpfen und die über den Erwerb hinausgehenden sozialen Kontaktmöglichkeiten des Konsums zu nutzen. Nach einiger Zeit verändert sich die erwünschte Wirkung des Konsums jedoch. Nun werden eher die Linderung der direkten depressiven Symptome sowie das Erträglichmachen der durch den andauernden Konsum verstärkten sozialen Isolierung Ziel des Konsums sein.

Hierzu ein Beispiel.

BEISPIEL

Karsten ist in einem eher strengen Elternhaus aufgewachsen. Sein Vater war beruflich sehr eingespannt, wenig zu Hause, und wenn, dann kaum ansprechbar. Seine Vaterfunktionen übte er eher distanziert und autoritär aus, Lob und Anerkennung bekam Karsten von ihm nur selten. Die Mutter hatte ihre Arbeit aufgegeben und sich ganz dem Haushalt und der Erziehung von Karsten und seinem Bruder gewidmet. Besonders Karsten gegenüber war sie sehr bestimmend und ließ ihm nur wenig Raum für eigene Entwicklungen. Gern hätte sie es gesehen, wenn Karsten das hätte verwirklichen können, was sie selbst zugunsten ihrer Familie aufgegeben hatte.

Karsten litt stark unter der von ihm als sehr übergriffig und einengend erlebten Situation. Sein Selbstwertgefühl war eingeschränkt und er wurde immer antriebsloser. Entscheidungen fielen ihm zunehmend schwerer, insbesondere als die Frage nach Beruf oder Studium anstand.

Erste Kontakte mit Cannabis hatte er bereits mit 15 Jahren gehabt. Er machte dabei die Erfahrung, dass sich unter dem Konsum seine Stimmung deutlich aufhellte. In der Gruppe Gleichaltriger, in der er konsumierte, wurde viel gelacht und gemeinsam über eine Zukunft philosophiert, die keine Grenzen kannte. Seine familiären Probleme rückten in den Hintergrund und um die anstehenden Entscheidungen konnte man sich ja getrost später noch kümmern.

Allerdings musste er feststellen, dass sich seine beiseitegeschobenen Probleme nach und nach verstärkten. Sie zeigten sich erneut und häufig sogar heftiger. Gleichzeitig stellte Karsten auch fest, dass sich die depressive Symptomatik intensivierte. Sein Antrieb verschlechterte sich weiter, einschlafen konnte er eigentlich nur noch nach vorherigem Cannabiskonsum und seine Stimmung verdüsterte sich kontinuierlich.

Die Situation verschärfte sich zusehends und endete damit, dass Karsten sich freiwillig wegen vermehrter Suizidgedanken in eine Krisenstation aufnehmen ließ. Im Krankenhaus besserte sich die Situation, er entgiftete vom Cannabis und wurde auf ein Antidepressivum eingestellt.

Voller Elan nahm er anschließend sein Leben in die Hand. Er begann ein Studium, zog dafür in eine andere Stadt, behielt seine Medikation bei und begann eine Psychotherapie.

Unter der Annahme, dass er ja jetzt psychisch stabiler sei, und unter Einfluss seiner überwiegend kiffenden WG-Mitbewohner griff er erneut zum Cannabis. Zu Anfang kontrolliert, bald jedoch regelmäßig. Zwar besprach er seine Probleme in der Therapie, verschwieg jedoch das Ausmaß seines Cannabiskonsums. Seine Studienleistungen verschlechterten sich, die Fehlzeiten nahmen zu, schließlich folgte ein Krankheitssemester und der Abbruch der Psychotherapie. Nach einer weiteren Therapie, zwei Krankenhausaufenthalten und ohne das Studium abgeschlossen zu haben, kam er einige Jahre später in die Suchttherapie.

Die Geschichte von Karsten zeigt auf sehr typische Weise, in welchen Wechselbeziehungen Cannabiskonsum und Depressionen stehen können. Die Depression entwickelt sich häufig unabhängig vom Drogenkonsum. Und auch umgekehrt konsumieren depressive Menschen nicht von vornherein Cannabis gegen ihre Symptomatik. Sie kommen in der Regel auf die gleiche Weise in Kontakt mit Cannabis wie oben beschrieben, das heißt zunächst ohne eine Wechselwirkung.

In vielen Fällen kommt jedoch dazu, dass die Droge diesen Personen in zwei Punkten deutlich zu helfen scheint: Der Cannabiskonsum wirkt sich positiv auf die Stimmung aus und Probleme lassen sich verdrängen. Der zu diesem Zeitpunkt meist noch vorhandene Umstand, dass der Konsum anfänglich überwiegend in der Gruppe stattfindet, hilft darüber hinaus bei der Überwindung sozialer Isolation und sozialer Ängste (Cannabiskonsum als eine Art Selbstmedikation).

Wenn auch der Konsum von Cannabis kurzfristig als hilfreich erlebt werden kann, so ist doch zu sagen, dass mittel- und langfristig eine Verschlechterung der Depression durch den fortgesetzten Konsum zu befürchten ist. Es gibt viele Studien, die diesen Zusammenhang belegen. Einen entscheidenden Einfluss hat auch hier die neurophysiologische Wirkung. Anders als beim Dopamin senkt der Konsum von Cannabis den

Serotoninspiegel im Gehirn. Da eine Depression aber immer mit einem Mangel an Serotonin einhergeht, verstärkt diese Senkung eine Depression oder löst sie (wenn auch eher selten) sogar erst aus.

Eine deutliche Wechselwirkung zwischen Cannabiskonsum und Depressionen gilt als nachgewiesen. Eine eindeutige Kausalität, dass das eine das andere auslöst, besteht allerdings nicht. Auf längere Sicht verstärken sich Depression und Cannabiskonsum jedoch oft wechselseitig.

Cannabis und Persönlichkeitsstörungen

In ihrer Studie kommen Francisco Arias und Kollegen (2013) zu dem Ergebnis, dass 51 Prozent aller Menschen mit einer Cannabisabhängigkeit oder einem -missbrauch auch eine Persönlichkeitsstörung zeigen bzw. im Laufe des Lebens ausbilden.

Es gibt immer wieder berechtigte Diskussionen, in denen das Konstrukt von Persönlichkeitsstörungen in Abgrenzung zur Normalität in Zweifel gezogen wird. Im Unterschied dazu ist es vielleicht zielführender, zu sehen, dass wir zwar alle mehr oder weniger narzisstisch, abhängig, emotional instabil, dissozial, histrionisch, paranoid, schizoid, schizotyp, ängstlich-vermeidend und zwanghaft sind. Trotzdem bleibt es unsere Aufgabe, Menschen, bei denen eine dieser Eigenschaften besonders ausgeprägt ist, in unserem klinischen Alltag zu helfen.

In unserer suchttherapeutischen Institution treffen wir auf alle »ausgeprägten« Persönlichkeiten. Aus meinen persönlichen Erfahrungen heraus möchte ich nicht behaupten, dass bestimmte Persönlichkeitsstörungen dabei häufiger als andere vertreten sind. Allen gemein ist, dass sie versuchen, durch den Cannabiskonsum die Symptome ihrer Krankheit abzumildern.

BORDERLINE Eine schwierig zu diagnostizierende Wechselwirkung, die auch vielen in psychiatrischen Einrichtungen Tätigen bekannt ist, gibt es zwischen Cannabis und Menschen mit einer emotional instabilen Persönlichkeitsstörung vom Borderlinetyp.

Hier wird der Konsum von Drogen zwar auch dazu benutzt, sich zu beruhigen und sich gegen die heftigen, schwer zu kontrollierenden Impulse zu schützen. Teilweise wird der Konsum jedoch krankheitsbedingt zusätzlich in appellativer oder auch manipulativer Weise eingesetzt. Oft bedarf es deshalb eines längeren therapeutischen Prozesses, um herauszufinden, ob wirklich eine Abhängigkeit vorliegt. Es stellt natürlich einen großen Unterschied in Bezug auf den Umgang, aber auch auf die Behandlung dar, ob jemand tatsächlich abhängig ist oder ob er einen exzessiven Cannabiskonsum »nur« dazu einsetzt, um auf etwas Bestimmtes hinzuweisen oder eine Reaktion im sozialen Umfeld hervorzurufen, oder der Konsum als Selbstschädigung das Symptom einer Borderlineerkrankung ist. Je nach Ergebnis dieser Überlegung kann es notwendig sein, zum Beispiel entweder eine suchttherapeutische Maßnahme oder die Teilnahme an eine Skillsgruppe einzuleiten. Und wenn es sinnvoll erscheint, in beide Richtungen aktiv zu werden, können hier wichtige Ansatzpunkte dafür gefunden werden, welche Maßnahme vielleich zuerst erfolgen sollte, um die andere möglicherweise überhaupt erst möglich zu machen. Glücklicherweise finden sich inzwischen auch Einrichtungen, die sich beiden Erkrankungen gleichzeitig widmen (etwa DBT-Sucht-Stationen)

Bei Borderlinestörungen kann der appellative Charakter des Cannabiskonsums eine große Bedeutung haben.

Cannabis und Angsterkrankungen

Auch die Wechselwirkung zwischen Cannabis und Ängsten ist gut beforscht. Das lebenszeitlich gemeinsame Auftreten von Angsterkrankung und Cannabisabhängigkeit oder -missbrauch liegt bei fast 49 Prozent (Arias u.a. 2013). Cannabis wird hier regulatorisch zur Angstbewältigung genutzt.

Die Klienten versuchen, die Angst machenden Auslöser abzumildern oder zu betäuben. Zudem erscheint das durch die Angst entstandene Versagensgefühl im Alltag durch den Konsum erträglicher zu werden.

Durch den Einsatz von Cannabis als »Problembewältiger« wird das Erforschen und Finden anderer Lösungswege jedoch verhindert oder zumindest verzögert, was der Überwindung der Angst zusätzlich im Weg steht. Dies auch, da – zumindest in einer späteren Konsumphase – sozialen Kontakten und damit einem erweiterten Spektrum an Lernsituationen kontinuierlich aus dem Weg gegangen wird.

BEISPIEL

Carola ist eine junge Frau, die sich schon seit ihrer Kindheit als eher ängstlich beschreibt, blieb immer eher unauffällig. Sie ist in gutbürgerlichen Verhältnissen groß geworden und wuchs nach der Trennung der Eltern gemeinsam mit ihrem älteren Bruder bei ihrer Mutter auf. Mit der Zeit wurde ihr Bruder jedoch immer auffälliger. Er entwickelte sich zum Schulschwänzer, wurde zu Hause »immer schwieriger« und bekam zunehmend Probleme mit der Polizei. Schließlich kam es zur Unterbringung in einer betreuten Jugendwohngemeinschaft. Das Verhältnis zwischen Mutter und Sohn verbesserte sich nicht und es gab nur noch sehr sporadischen Kontakt.

Carola war in dieser Auseinandersetzung auf der Seite ihrer Mutter. Während ihr Bruder als das schwarze Schaf galt, war sie die Brave und Fleißige, der alles gelang. Obwohl sie ihre Schulausbildung tatsächlich gut meisterte, fühlte sie sich jedoch schon in dieser Zeit zunehmend angespannt. Entgegen ihren Erfahrungen ging sie immer wieder davon aus, die geforderten Leistungen nicht erbringen zu können. Dies setzte sich noch fort, als sie ihre Ausbildung zur Ergotherapeutin begann. Jede dort zu erbringende Leistung löste die Angst, zu versagen, in ihr aus. Zunehmend hatte diese Angst auch körperliche Symptome wie Herzrasen, Schwindelgefühle und Schlaflosigkeit zur Folge. In dieser Zeit kam sie zum ersten Mal in Kontakt mit Cannabis.

Anfangs machte sie die Erfahrung, dass ihr der Cannabiskonsum bei ihren Problemen deutlich half. Durch die Wirkung war sie erheblich weniger angespannt, die Ängste waren geringer und die körperlichen Symptome kaum noch vorhanden. Nach einem Jahr änderte sich dies jedoch grundlegend. Die Ängste kamen nicht nur zurück, sondern wurden in Form von ausgeprägten Panikattacken noch stärker. Schließlich begab sich Carola in eine psychiatrische Krisenstation, in der sie medikamentös eingestellt und vom Cannabis entgiftet wurde.

Im Fall von Carola zeigt sich deutlich, dass auch die Wechselwirkungen zwischen Angsterkrankungen und Cannabiskonsum nicht eindimensional betrachtet werden dürfen. Durch seine beruhigende und abschirmende Wirkung erzielt das Cannabis zu Anfang eine positive Reaktion auf die Angstproblematik, die durch Überforderungsgefühle und das Sich-unter-Druck-Setzen (etwa durch hohe Leistungserwartungen oder Perfektionismus) entstanden ist. Dass sich dies schließlich in sein Gegenteil verwandelt, hängt damit zusammen, dass die Probleme hinter dem durch den Konsum hergestellten »Nebel« natürlich fortbestehen.

NEUROPHYSIOLOGIE Es gibt jedoch darüber hinaus auch einen neurophysiologischen Grund. Ähnlich wie bei der Depression gehen Ängste mit einem Mangel an Serotonin in bestimmten Regionen des Gehirns einher. Aus diesem Grund werden auch bei dieser Krankheit teilweise Serotonin-Wiederaufnahmehemmer (SSRI) verschrieben. Aber Vorsicht: Da auch das Cannabis das Serotonin herabsetzt, führt dessen Konsum mittel- und langfristig sogar zu einer Verschlimmerung der Problematik.

Das Gleiche gilt übrigens auch für die besonders oft anzutreffende Komorbidität zwischen sozialen Phobien und Cannabisabhängigkeit.

Auch hier steht der Konsum am Anfang eher für den Versuch einer Problembewältigung (Coping) und führt erst später zu einer Verstärkung der Angst.

Immer wieder berichten Klienten allerdings auch darüber, im Cannabisrausch Ängste bis hin zu Panikattacken zu entwickeln. Diese eher der halluzinogenen Wirkung des Cannabis zuzuordnenden Symptome verschwinden zwar vollständig nach Abklingen der Rauschwirkung, bilden aber nicht selten die Grundlage für eine spätere Angsterkrankung der dafür vulnerablen Menschen.

> Halluzinatorische Wirkung, Seiten 14 ff., 65 f., 73

Auch die Wechselwirkung zwischen Cannabiskonsum und Angsterkrankung kann aus beiden Richtungen resultieren.

Cannabis und ADHS

Eine besondere Wechselwirkung besteht zwischen Cannabis und dem Aufmerksamkeitsdefizit-Hyperaktivitätssyndrom (ADHS). Glücklicherweise ist es inzwischen nicht mehr so, dass ADHS ausschließlich als eine Krankheit des Kindes- und Jugendalters betrachtet wird. Es ist möglich, dass sich die Krankheit in der Adoleszenz deutlich abschwächt, insbesondere was die Hyperaktivität angeht. Diese zeigt sich bei Erwachsenen häufig eher in Form einer *inneren* Unruhe. Trotzdem ist es eine Krankheit, die auch viele Erwachsene betrifft.

Unterschiedliche Studien kommen zu dem Ergebnis, dass in Deutschland ca. 5 Prozent der Kinder und Jugendlichen im Alter von 3 bis 17 Jahren an ADHS erkrankt sind (davon sind etwa drei Viertel Jungen). Studien zeigen darüber hinaus, dass sich bei 30–50 Prozent der Betroffenen wesentliche Symptome auch im Erwachsenenalter zeigen (https://adhs-deutschland.de/adhs-erwachsene/adhs-im-erwachsenenalter).

Die Kernsymptome des ADHS sind Unaufmerksamkeit, Hyperaktivität und Impulsivität. Stellt man die hauptsächlichen Wirkungen von Cannabis daneben, liegt es nahe, dass die Wechselbeziehung zwischen beiden nicht eindeutig sein kann. Während man sich gut vorstellen kann, dass der Cannabiskonsum beruhigend auf die Hyperaktivität und die Impulsivität wirkt, muss man davon ausgehen, dass sich die durch den Konsum ausgelösten Konzentrationsschwierigkeiten und Beeinträchtigungen des Kurzzeitgedächtnisses negativ auf die sowieso schon gestörte Aufmerksamkeit auswirken. In den meisten Fällen lässt sich dies auch so beobachten.

Die Symptome des ADHS sind bei den Betroffenen unterschiedlich gewichtet. Bei dem einen überwiegt das Aufmerksamkeitsdefizit, bei dem anderen die Hyperaktivität bzw. die Impulsivität. Zusätzlich haben die Symptome in unterschiedlichen Zeiten oder Zusammenhängen auch verschiedene Bedeutungen. In der Schule kann man davon ausgehen, dass Probleme mit der Aufmerksamkeit, Impulsivität und auch ein hoher Bewegungsdrang »auffällig« sind und negativ bewertet werden. Hingegen gibt es bestimmte Tätigkeiten und Berufe, bei denen diese Symptome wenig auffallen bzw. sogar von Vorteil sein können. Ein Mensch, dem es (wie so manchem ADHS-Betroffenen) leichtfällt, sich ständig neue Projekte auszudenken, kann ein sehr erfolgreicher Geschäftsmann werden, wenn er jemanden findet, der diese Projekte dann umsetzt und bis zu Ende begleitet (wozu der ADHS-Betroffene eher nicht in der Lage ist).

Trotzdem ist es über die Lebensspanne eher das Hyperaktive und Impulsive, mit dem die Betroffenen anecken und unter dem sie auch subjektiv am meisten leiden. Hinzu kommt, dass die verminderte Aufmerksamkeit von ihnen häufig nicht als eigenständig, sondern eher als Folge der Hyperaktivität gesehen wird. Daher liegt es nahe, im Sinne einer »Selbstmedikation« eine Substanz zu sich zu nehmen, die beruhigt, und hierin liegt genau der Grund, warum viele Menschen mit ADHS zum Cannabis greifen.

Der Zusammenhang zwischen dem Cannabiskonsum und ADHS ist insofern wechselseitig. Dies zeigt sich auch in entsprechenden

Untersuchungen, die nicht nur eine deutliche Komorbidität, sondern zum Beispiel auch Auswirkungen bezüglich des Beginns des Cannabiskonsums und der Schwere der ADHS-Erkrankung finden konnten (Gujska u. a. 2023).

Das Für und Wider und die Not, in der sich Betroffene oft befinden, zeigt sehr gut ein Posting aus dem inzwischen leider aufgelöstem ADHS-Selbsthilfeforum »adhs-anderswelt«:

> Moin Leutz
> Ich weiß so langsam nicht mehr weiter ... ich kiffe ... seit 14 Jahren.
> Ich will damit aufhören, weil ich merke, dass es meinem Selbstbewusstsein guttut.
> Nur, wenn ich aufhöre ... geht das Kopfkarussell wieder so extrem los ...
> Beispiel: Ich bekifft = zu nicht viel in der Lage / Ich bin nicht bekifft = viel zu viel Energie und nur am Zappeln.
> Letzteres ist aber auch kein Dauerzustand. Irgendwann werde ich auch da wahnsinnig, was mich dann wieder zum Gras greifen lässt.
> Was aber auch nicht ohne ist, ist meine Stimmung, wenn ich versuche aufzuhören. Die erste Woche isoliere ich mich da meistens so gut, wie es irgendwie geht ... was auch teilweise dazu führt, dass ich meine teilweise sehr hoch schlagenden Emotionen einigermaßen geglättet bekomme, sodass nichts kaputtgeht und ich mich selbst irgendwie beruhige.
> MEIN PROBLEM NUN:
> Ich weiß nicht, was besser ist, bzw. ich wüsste nicht, wie ich auf Dauer vom Kiffen fernbleiben sollte, denn irgendwann brauche ich den »Notausschalter« in Form eines Joints garantiert, weil sonst Schlimmeres passiert und ich nur Schaden anrichte.
> Ich meine, ich weiß, dass ich leistungsfähiger bin ohne das Kiffen,

> nur weiß ich nicht, wie ich meinen Kopf dann in den Griff bekommen soll. Ohne Kiffen ist vom Ding her alles besser ... nur bin ich süchtig nach der Ruhe, die es in mir auslöst ...
> Es ist wie ein Orgasmus, wenn die 1000 Sachen im Kopf aufhören, sich zu drehen.
> Ich weiß auch nicht mehr so recht ... dachte, ich poste es mal, vielleicht weiß ja jemand da 'ne Antwort zu ;)

AMPHETAMIN Paradoxerweise versuchen jedoch auch viele ADHS-Betroffene eine Selbstmedikation mit Amphetamin, das ja ein Stimulans, also eine antriebssteigernde Droge ist. Man sollte denken, dass die Betroffenen hierdurch eher noch »aktiver« werden würden, oft ist das jedoch nicht der Fall. Dies erklärt sich dadurch, dass beim ADHS bestimmte Botenstoffe im Gehirn in zu geringer Konzentration vorliegen. Durch das Amphetamin wird genau diese Konzentration erhöht, was zu einer Verringerung der ADHS-Symptome führt. Eines der wichtigsten ADHS-Medikamente, das Methylphenidat (bekannter unter dem Markennamen Ritalin®), ist ein Amphetamin.

Klientinnen und Klienten berichten zudem immer wieder auch davon, dass bei ihnen das Cannabis paradox wirke, sie nämlich eher zu klarem Denken und strukturellem Handeln bringe.

Die Frage nach den Ursachen von ADHS ist weiterhin umstritten und es wird zu diesem Thema viel geforscht. Es setzt sich jedoch immer weiter die Erkenntnis durch, dass es mehrere Einflussfaktoren gibt, die gemeinsam zur Erkrankung führen. Als ein wichtiger Aspekt wird dabei immer die Dopaminmangelhypothese angeführt (Barth u. a. 2015; Bundeszentrale für gesundheitliche Aufklärung 2014; Ohlmeier 2015). Diese Hypothese geht davon aus, dass in bestimmten Bereichen des Gehirns eine erhöhte Dichte sogenannter Dopamintransporter vorhanden ist, die dafür sorgen, dass das ausgeschüttete Dopamin wieder in die ausschüttende Nervenzelle zurücktransportiert wird. Dies führt dazu, dass das Dopamin nicht lange genug im synaptischen Spalt vorhanden ist, da es zu schnell wieder aufgenommen wird. Das Methylphenidat wirkt hier als Wiederaufnahmehemmer und sorgt so dafür, dass das Dopamin länger im synaptischen Spalt bleibt.

Auch wenn sich die Dopaminmangelhypothese ausschließlich auf die neurobiologischen Aspekte bezieht, erklärt der hier beschriebene Mangel an Dopamin, warum Cannabis, das zu einer starken Erhöhung des Dopamins im Gehirn führt, nicht nur zur Selbstmedikation genutzt wird, sondern in Ausnahmefällen auch als Medikament zugelassen ist.

> Dopaminüberschuss, Seiten 13, 31 f., 73 f., 97 f.

In solchen Versuchen der Selbstmedikation und in dem Umstand, wie sehr Betroffene von ADHS unter ihren Symptomen leiden, dürfte auch eine wichtige Erklärung dafür liegen, warum diese Menschen ein deutlich erhöhtes Risiko tragen, eine Suchtmittelabhängigkeit auszubilden. Da die Hyperaktivität, eine hohe Risikobereitschaft und ein starkes Neugierverhalten nicht nur Symptome des ADHS sind, sondern auch Risikofaktoren für Substanzkonsum im Allgemeinen, verstärkt dies die Wechselbeziehung zusätzlich.

MEDIKATION Die Erkenntnis, dass mit dem Wirkstoff Methylphenidat eine Verbesserung der Symptomatik bei Menschen mit ADHS erzielt werden kann, war zumindest am Anfang Segen und Fluch zugleich. Es kam zu einer inflationären Ausbreitung der Diagnose und Verschreibung von Ritalin® – aus dieser Zeit stammt auch die zu einem großen Teil starke Ablehnung gegen das Medikament. Glücklicherweise findet hier ein Umdenken statt. Nach einem rasanten Anstieg bis 2008 ist der Verbrauch von Methylphenidat nicht mehr so stark angestiegen und die Verschreibung ist 2013 und 2014 erstmals leicht gesunken (Bundesinstitut für Arzneimittel und Medizinprodukte 2014).

Es ist nur allzu verständlich, dass jeder Mensch versucht, ohne oder zumindest mit möglichst wenigen Medikamenten durchs Leben zu kommen. Jede Wirkung hat ihre Nebenwirkungen, und wenn es sich vermeiden lässt, ist es sicher besser, seinen Körper möglichst wenig mit chemischen Substanzen zu belasten. Kommt man jedoch zu dem Schluss, bestimmte, hoch belastende Zustände durch eine Substanz zu behandeln, so ist es wichtig, die richtige Substanz in angemessener Dosis einzusetzen. Das kann ein Medikament sein, auch bei ADHS ist dies wahrscheinlich nicht Cannabis.

> ADHS, Seiten 55 f., 115 f., 145

Kommt nun ein Mensch mit einer Abhängigkeitserkrankung plus ADHS in eine psychiatrische Praxis, so wird es dem Psychiater sehr schwerfallen, diesem mit Methylphenidat als Medikament ein Amphetamin zu verschreiben. Selbst in den Beipackzetteln werden die Patienten und Patientinnen aufgefordert, eine eventuelle Abhängigkeitserkrankung dem Arzt mitzuteilen, teilweise gilt eine solche sogar als Kontraindikation.

Dies heißt jedoch nicht, dass Menschen, die gleichzeitig unter ADHS und einer Suchterkrankung leiden, unbehandelt bleiben müssen. Auch wenn Methylphenidat das bekannteste Medikament ist und ihm auch die beste Wirkung nachgesagt wird, so gibt es glücklicherweise noch andere Behandlungsmöglichkeiten, mit und ohne Medikamente. Da alle Medikamente bei ADHS ausschließlich gegen die Symptome wirken, die Krankheit also nicht »heilen«, gilt es für die Betroffenen, zu lernen, mit dieser Krankheit umzugehen. Hier wäre eine Psychotherapie sinnvoll und hilfreich. Wenn über die medikamentöse Behandlung von ADHS gesprochen wird, sollte auch nicht verschwiegen werden, dass es aktuell ernst zu nehmende Diskussionen um Cannabis als Medikament für diese Krankheit gibt. ADHS ist eine der Indikationen, für die grundsätzlich die unten beschriebene Ausnahme beantragt werden könnte.

> Medizin, Seiten 22 f., 27 f., 96 ff., 144 f.

BEISPIEL

Manuel kam mit dreißig Jahren in die Suchttherapie und beschrieb sich als ein eigentlich immer schon auffälliges Kind. In der Schule eckte er ständig an, seine Leistungen waren äußerst schwankend. Freunde

hatte er nur wenige, er galt bei den Eltern seiner Mitschüler als anstrengend und als schlechter Umgang für die eigenen Kinder. In seinem Elternhaus erfuhr Manuel wenig Unterstützung. Beide Eltern waren alkoholkrank und gaben ihm weder Halt noch Richtung. Auf Beschwerden aus der Schule bzw. von anderen Eltern reagierten sie jedoch mit sehr starken Sanktionen, nicht selten mit Schlägen.
Manuel begann schon achtjährig mit dem Alkoholkonsum. Dieser brachte ihm, als er später regelmäßig trank, ein subjektiv gutes Gefühl, da er seine Probleme zeitweise vergessen konnte. Einen starken Einfluss auf die von ihm als besonders unangenehm erlebte Impulsivität und Rastlosigkeit hatte der Alkoholkonsum jedoch nicht. In späteren Jahren erlebte er sich unter Alkohol sogar deutlich aufbrausender und aggressiver.
Ganz anders sind seine Erfahrungen beim Cannabiskonsum. Dieser macht ihn deutlich ruhiger, am Anfang auch fokussierter und hat den gleichen Effekt beim Vergessen von Problemen. Aber auch hier ist der positive Effekt nicht von Dauer. Mit der Zeit stellt sich zunehmend eine Antriebsarmut ein und Manuel wird immer »verpeilter«. Dies führt zu erheblichen Problemen im privaten wie beruflichen Bereich. Er kommt zunehmend in eine abwärtsgerichtete Spirale. Seine Probleme bringen ihn dazu, noch mehr zu kiffen und zu trinken. Das Kiffen und das Trinken bringen neue Probleme, die wiederum zu mehr Konsum führen etc.
Manuel hat einen Sohn aus einer frühen Ehe – auch diese ist nicht zuletzt am Drogenkonsum gescheitert. Als das Jugendamt von seinem Alkohol- und Drogenkonsum erfährt, droht es damit, dass er das Umgangsrecht mit seinem Sohn verliere. Dies veranlasst ihn, eine Drogentherapie aufzunehmen.
Nach einer stationären Entgiftung gelingt es ihm recht gut, cannabisabstinent zu bleiben. Er trinkt jedoch bald wieder Alkohol – mit den zu erwartenden Folgen.

Schweren Herzens und mit sehr viel Überredung lässt er sich schließlich auch auf eine Alkoholabstinenz ein und ist dann das erste Mal seit vielen Jahren wirklich clean. Obwohl er diesen Zustand als überwiegend angenehm empfindet, leidet er sehr stark unter dem nun »ungebremst« auftretenden ADHS. Er erlebt sich als gehetzt und getrieben, ist überhaupt nicht in der Lage, zur Ruhe zu kommen und sich auf eine Sache zu konzentrieren. Durch diesen Zustand wird er mehrmals rückfällig mit Cannabis. Eine Änderung stellt sich erst ein, als er sich entschließt, sein ADHS medikamentös zu behandeln.

Aufgrund des erheblichen Drogenkonsums im Vorfeld entscheidet sich sein behandelnder Psychiater dazu, ihm kein Methylphenidat zu verschreiben. Vielmehr verordnet er Atomoxetin (bekannt unter dem Markennamen Strattera®), ein Antidepressivum, das auch für die Behandlung von ADHS zugelassen ist, aber im Gegensatz zu Methylphenidat kein Abhängigkeitspotenzial besitzt.

Das Medikament schlägt bei Manuel sehr gut an und innerhalb kurzer Zeit verbessert sich seine Symptomatik. Subjektiv hat Manuel das Gefühl, als ob er in Zeitlupe laufe und nun gar nichts mehr schaffen würde, da er viel zu langsam sei. Erst mit der Zeit kann er für sich annehmen, dass dies keine Nebenwirkung der Medikation ist, sondern dass sich so eine Normalgeschwindigkeit anfühlt, wenn man über viele Jahre gewohnt war, ständig in Maximalgeschwindigkeit unterwegs zu sein.

Mithilfe der medikamentösen und der Psychotherapie ist Manuel nun in der Lage, seine Probleme anzugehen. Da diese mannigfaltig sind, steht ihm hier noch ein weiter Weg bevor. Durch die Abstinenz und die Kontrolle über seine ADHS-Symptome ist er nun aber erstmals in der Verfassung, diesen Weg erfolgversprechend zu gehen.

BEHANDLUNG Es liegt im Wesen von Wechselwirkungen, dass es nicht immer einfach ist, zu entscheiden, welche der Krankheiten vorrangig zu behandeln ist oder ob sich die Störungen überhaupt unabhängig voneinander behandeln lassen. Manchmal scheint die Priorität auf der Hand zu liegen, weil zum Beispiel ein Mensch so sehr in seinem Wahngebäude lebt, dass er kaum für eine Veränderung zu gewinnen ist. Oder ein anderer lässt sich auf nichts ein, da er schon morgens als Erstes einen Joint anzündet. Es mag also je nach Art und Schwere der Erkrankung oder auch nach der Spezialisierung der Einrichtung Unterschiede in der Gewichtung oder Reihenfolge der Hilfen geben. Es ist aber immens wichtig, beides im Auge zu behalten, denn auf der einen Seite erschwert abhängiger oder missbräuchlicher Suchtmittelkonsum massiv die Behandlung psychischer Erkrankungen, auf der anderen Seite führen psychische Störungen, die im Anschluss an die Suchtbehandlung fortbestehen, zu einer deutlichen Vergrößerung des Rückfallrisikos.

> Rückfälle, Seiten 95, 115 f.

Psychosen: Symptome, Neurologie und Pharmakotherapie

Psychotische Symptomatiken

Die Komorbidität, mit der psychiatrisch Tätige am häufigsten zu tun haben, ist die von Substanzstörung und Psychose. Dabei gilt: Eine Psychose ist keine eigenständige Krankheit, sondern ein Überbegriff. Und: Eine Psychose ist nicht gleich Schizophrenie.

»Psychose« und »Schizophrenie« werden häufig synonym benutzt. Dies hat seine Begründung darin, dass bei den meisten Menschen, die an einer Psychose leiden oder gelitten haben, diese im Rahmen ihrer schizophrenen Erkrankung aufgetreten ist. Zudem ist das Vorhandensein psychotischer Symptome ein wichtiges Kriterium bei der Diagnose einer schizophrenen Störung.

Es lässt sich also sagen: Jeder Mensch, der unter einer Schizophrenie leidet, durchlebt im Krankheitsverlauf eine Psychose. Aber nicht jeder, der eine Psychose durchlebt, leidet an einer Schizophrenie. Schizophrenie ist also nur eine der Grunderkrankungen, bei der psychotische Symptome auftreten können. Weitere Grunderkrankungen können sein:

- bipolare Störungen,
- Manie,
- Depression,
- Borderline-Erkrankung,
- Epilepsie,

- Stoffwechselstörungen,
- posttraumatische Reaktionen,
- Hirntrauma oder -tumor,
- akute Intoxikation (etwa durch Drogen),
- Delir.

Die DGPPN beschreibt in ihren Praxisleitlinien die Diagnoserichtlinien die Schizophrenie folgendermaßen (DGPPN 2019):

»Die Leitsymptome nach ICD-10 für Schizophrenie sind:

1. Gedankenlautwerden, -eingebung, -entzug, -ausbreitung.
2. Kontroll- oder Beeinflussungswahn; Gefühl des Gemachten bzgl. Körperbewegungen, Gedanken, Tätigkeiten oder Empfindungen; Wahnwahrnehmungen.
3. Kommentierende oder dialogische Stimmen.
4. Anhaltender, kulturell unangemessener oder völlig unrealistischer Wahn (bizarrer Wahn).
5. Anhaltende Halluzinationen jeder Sinnesmodalität.
6. Gedankenabreißen oder -einschiebungen in den Gedankenfluss.
7. Katatone Symptome wie Erregung, Haltungsstereotypien, Negativismus oder Stupor.
8. Negative Symptome wie auffällige Apathie, Sprachverarmung, verflachter oder inadäquater Affekte.

Erforderlich für die Diagnose einer Schizophrenie ist mindestens ein eindeutiges Symptom (zwei oder mehr, wenn weniger eindeutig) der Gruppen 1–4 oder mindestens zwei Symptome der Gruppen 5–8.«

HALLUZINATIONEN Bei einer Halluzination handelt es sich um eine Sinnestäuschung. Sie führt bei den Betroffenen zu einer Wahrnehmung, ohne dass dieser ein entsprechender äußerer Reiz zugrunde liegt –

nicht zu verwechseln mit einer Illusion, die vorliegt, wenn es sich um eine fehlerhafte Wahrnehmung eines tatsächlich vorhandenen Reizes handelt.

Halluzinationen können alle Sinne betreffen: Bei *akustischen Halluzinationen,* die bei Psychosen am weitesten verbreitete Halluzination, hört man Stimmen, die äußerlich nicht vorhanden sind. In selteneren Fällen kommt es zur Wahrnehmung von Geräuschen. Bei *optischen Halluzinationen* werden Dinge gesehen, die nicht wirklich beobachtbar sind. Bei *olfaktorischen Halluzinationen* ist der Geruch (häufig ein Gasgeruch) und bei den *gustatorischen Halluzinationen* ist der Geschmack betroffen. Bei *taktilen Halluzinationen* ist der Bereich des Hautfühlens betroffen. Die Sinnestäuschungen können sich hier auf ein Berühren oder eine veränderte Temperatur bis hin zu Schmerzen oder auf das Gefühl beziehen, unter der Haut bewege sich etwas.

Sonderformen sind *Zönästhesien* und *Leibhalluzinationen.* Bei diesen handelt es sich um Sinnestäuschungen im Bereich der eigenen Körperwahrnehmung, wobei die Betroffenen bei den Zonästhesien von inneren Prozessen ausgehen (»Ich fühle, dass mein Herz immer größer wird«), wohingegen bei Leibhalluzinationen eine äußere Ursache angenommen wird (»Ich habe Kopfschmerzen, da ich bestrahlt werde«).

WAHN Von einem »Wahn« spricht man bei einer fehlerhaften Beurteilung der Realität. Das bedeutet, dass es beim Wahn nicht wie bei den Halluzinationen um Dinge geht, die gar nicht da sind, sondern es werden tatsächlich vorhandene Dinge falsch gedeutet. In der Regel existiert ein zusammenhängendes wahnhaftes System, in das die unterschiedlichen Situationen oder Eindrücke eingeordnet werden. Die Betroffenen sind von der Wahrheit ihres Systems absolut überzeugt und vertreten sie meist auch nach außen. Widersprüche werden ebenfalls in das Wahnsystem eingeordnet (»Du bist Teil der Verschwörung«). Insofern haben die Betroffenen auch keine Krankheitseinsicht. Therapeutisch sind Wahngebilde deshalb nur schwer bis manchmal gar nicht zugänglich.

Die bekanntesten Wahnformen (und in Psychosen am weitesten verbreitet) sind der Verfolgungswahn und der Größenwahn; andere sind der Schuldwahn, der religiöse Wahn, der Beeinträchtigungswahn, der Beziehungswahn, der Vergiftungswahn, der Verarmungswahn und viele mehr.

Von der Definition her ist ein Wahn als eine inhaltliche Denkstörung zu bezeichnen. Hiervon zu unterscheiden sind die formalen Denkstörungen. Bei diesen Denkstörungen handelt es sich um Störungen des Denk*ablaufs*. Bestimmte formale Denkstörungen werden von den Betroffenen besonders häufig beschrieben: verlangsamtes Denken, Grübeln, eingeengtes Denken, Ideenflucht und Denkhemmung.

Eine sogenannte Ich-Störung könnte vielleicht treffender beschrieben werden als Störung der Ich-Umwelt-Grenzen. In der Regel können wir sehr genau bestimmen, wo die Grenzen unseres Ichs liegen. Wir wissen, welchen Einfluss wir auf äußere Dinge haben – und umgekehrt. Diese Grenzen werden bei einer Ich-Störung durchlässig.

Die am weitesten verbreiteten Ich-Störungen sind:

- Eine Gedankeneingebung erklärt sich aus dem Wort heraus: Betroffene haben das Gefühl, bestimmte Gedanken kämen von außen (über Telepathie, von Außerirdischen) in den eigenen Kopf.
- Die umgekehrte Vorstellung, dass andere Menschen einem die Gedanken fortnehmen, nennt man Gedankenentzug.
- Bei der Gedankenausbreitung hingegen wird gedacht, dass die eigenen Gedanken für andere direkt zugänglich sind (»Andere Menschen können meine Gedanken lesen«).
- Das Gefühl der Fremdsteuerung kann sich auf Gedanken, Handlungen und auch auf Körperfunktionen beziehen.
- Bei der Depersonalisierung wird die eigene Person als fremd erlebt, wohingegen bei der Derealisation die Umgebung als nicht real wahrgenommen wird.

Bei den bisher beschriebenen Symptomen handelt es sich um sogenannte Plus- oder Positivsymptome. Diese Begriffe bedeuten nicht, dass die entsprechenden Symptome als positiv empfunden werden, vielmehr soll ausgedrückt werden, dass die entsprechenden Wahrnehmungen, Gedanken und Empfindungen deutlich darüber hinausgehen, wie sich der Mensch in gesunden Zeiten erlebt.

Neben den Plus- oder Positivsymptomen treten in der Psychose auch Minus- oder Negativsymptome auf. Hier empfinden die betroffenen Menschen gegenüber der Zeit vor der Erkrankung eine Verringerung in ihrem Denken, Fühlen oder Handeln (Bäuml 2008).

Die häufigsten Symptome sind:

- Antriebsarmut,
- Depressivität,
- Ahedonismus (alles im Leben wird als weniger lustvoll empfunden),
- Libidoverlust (aber auch sexuelle Dysfunktionen),
- eingeschränktes Denken.

Es gibt einen deutlichen Unterschied zwischen dem Verlauf der Positiv- und der Negativsymptome. Nach einer sogenannten Prodromalphase (Frühsymptome) mit noch schwacher Symptomatik, die vom Betroffenen kaum als solche wahrgenommen wird, steigt die Positivsymptomatik steil an. Sie wird auch für die Umwelt immer deutlicher, was dann häufig dazu führt, dass es zu einer Behandlung mit antipsychotischen Medikamenten kommt. Diese wirken gerade auf die Positivsymptomatik recht gut und führen dazu, dass diese langsam nachlassen und im besten Fall völlig verschwinden, allerdings bleibt oft eine Gefühls- und Antriebsarmut zurück, die von vielen Betroffenen wie eine Lethargie empfunden wird und als unangenehm empfunden wird.

Die Negativsymptomatik hingegen steigt nicht so steil an. Sie ist zwar von Anfang an auch vorhanden, wird jedoch von der viel eindrücklicheren Positivsymptomatik überdeckt. Die antipsychotischen Medikamente wirken nicht so gut auf die Negativsymptomatik, sodass diese deutlich länger anhält. Häufig leiden die Betroffenen nach einiger Zeit fast nur noch unter diesen Symptomen.

Dieser zeitliche Ablauf führt dazu, dass die Negativsymptomatik erst zu einem späteren Zeitpunkt deutlicher zutage tritt, nachdem häufig schon eine antipsychotische Medikation gegeben wurde, sodass sich in der Praxis eine weitere Problematik ergibt: Häufig lassen sich nämlich die Negativsymptome nicht von den Nebenwirkungen der Medikamente unterscheiden, was zur Verunsicherung bei und zu Diskussionen mit den Klientinnen und Klienten führt. Hierin liegt ein Grund für eine niedrige Medikamentencompliance, und zwar insbesondere in dieser Phase, in der Helfende eher erwarten, dass der Klient durch seine wiedergewonnene Realitätssicht »einsichtiger« auf die Medikation reagiert.

Vor einem erneuten Ausbruch einer Psychose treten häufig Symptome auf, die als Frühwarnsystem genutzt werden können (Knuf & Gartelmann 2020). Wenn diese auch individuell sehr unterschiedlich sind, werden bestimmte Symptome immer wieder beschrieben. Hierzu gehören insbesondere Schlaflosigkeit, Gereiztheit und Misstrauen. Sowohl für die Betroffenen als auch für ihre Angehörigen ist es sehr wichtig, diese Frühwarnzeichen zu kennen und zu erkennen, da bei deren Auftreten in der Regel noch eine Krankheitseinsicht vorhanden ist und gemeinsam entsprechende Gegenmaßnahmen eingeleitet werden können.

Psychosen aus dem schizophrenen Formenkreis

Von einer »Psychose aus dem schizophrenen Formenkreis« (F 20 nach ICD-10) spricht man, wenn alle sonstigen oben genannten Grunderkrankungen oder Störungen als Ursache der Psychose ausgeschlossen werden können (Bäuml 2008). In der Fachliteratur werden heute unterschiedliche Umschreibungen des Begriffs der Schizophrenie verwendet.

Hintergrund hierfür ist, dass der Begriff »Schizophrenie« sehr negativ besetzt ist. Er löst Ängste und Vorurteile aus und wird darüber hinaus auch umgangssprachlich negativ benutzt (siehe Finzen 2013).

Wenn ich ihn hier trotzdem verwende, so zum einen, da dies weiterhin jener Begriff ist, der sich auch in den Diagnoseschlüsseln wiederfindet. Ich bin zudem der Überzeugung, dass man der hier angesprochenen Stigmatisierung nicht dadurch ausweichen sollte, dass man die Begrifflichkeit ändert. So hat man vielleicht für eine gewisse Zeit einen weniger stigmatisierenden Begriff, der eigentlich notwendigen Entstigmatisierung ist man dadurch jedoch keineswegs nähergekommen.

Bei der schizophrenen Psychose handelt es sich um eine vergleichbar »junge« Diagnose. Erst seit Anfang des 20. Jahrhunderts tritt sie eigenständig auf. Diese relativ kurze Zeit impliziert, dass einiges in Bezug auf Ursache und neurophysiologische Zusammenhänge noch nicht endgültig geklärt ist. Eine Einschätzung dazu, ob dies aufgrund seiner Komplexität je geklärt werden kann, findet sich bei Thomas Bock und Andreas Heinz (2016). Zur Entstehung von Psychosen sind historisch unterschiedliche Theorien bemüht worden, die früher als sich ausschließend diskutiert wurden; heute wird allerdings davon ausgegangen, dass alle Einflussfaktoren für das Auftreten einer Psychose relevant sind und komplex ineinandergreifen.

BEDINGUNGSFAKTOREN Da der Mensch ein biologisches Wesen ist, spielen selbstverständlich genetische Dispositionen eine Rolle, die aber nach wie vor nicht konkret benannt werden können. So ist davon auszugehen, dass biologisch bedingte Faktoren eine Psychose begünstigen, wenn auch nicht allein verursachen können. Genetische Prozesse sind ohnehin zu abstrakt, als dass sie mit einer konkreten psychischen Erkrankung verwechselt werden sollten.

Konkreter hingegen dürften sich vorgeburtliche und frühnachgeburtliche Einflüsse auswirken, denn in dieser Zeit findet in einem erheblichen Maße die Bildung der neuronalen Hirnstrukturen statt, und zwar über ein wechselseitiges Zusammenspiel biophysiologischer und sozialer Prozesse. Eine umfangreiche Schilderung dieses Zusammenhangs unter Berücksichtigung der sogenannten Neuromodulatoren Dopamin, Serotonin, Noradrenalin und Acetylcholin sowie von Neuropeptiden und Neurohormonen wie Cortisol und Oxytocin findet sich bei Gerhard Roth und Nicole Strüber (2014), wobei diese nicht explizit auf die Entstehung von Psychosen eingehen.

Beim Heranwachsen des Menschen spielen schließlich die sozialen Interaktionen eine immer größere Rolle und prägen Wahrnehmung, Erfahrungsverarbeitung und Verhalten eines jeden Menschen. Frühe Bindungserfahrungen und das Erleben eines »sicheren Ortes« könnten hierbei eine gravierende Rolle spielen.

All diese Einflussgrößen werden heute oft so zusammengefasst: Sehr früh im Leben einer später psychotisch reagierenden Person entsteht eine biopsychosoziale Verletzlichkeit (Vulnerabilität), die unter traumatisch wirkenden Stressbedingungen durchbricht und die Wahrnehmungs- und Verhaltensweisen zu prägen beginnt. Reichen in der Folge solcher kritischen Lebensereignisse die individuellen und sozialen Bewältigungsmuster nicht aus, kann eine psychotische Reaktion und Erkrankung auftreten. Eine solche Betrachtungsweise wird häufig mit dem »Vulnerabilitäts-Stress-Modell« beschrieben.

Während der persönliche Einfluss auf die biologisch-physiologische Vulnerabilität vermutlich gering ist, können aber sowohl Stressfaktoren reduziert als auch (effektivere) Bewältigungsmuster erlernt werden, um neue psychotische Episoden zu vermeiden, seltener zu machen oder wenigstens abzuschwächen. Dieser Umstand wird weiter unten auch für den Drogenkonsum noch wichtig sein.

> Vulnerabilität und Stress, Seiten 83 ff., 133, 137

Fehlen die Fähigkeiten, Stress in Grenzen zu halten, kann die Schwelle zur psychotischen Erkrankung überstiegen werden.

RESILIENZ Ein wichtiger Aspekt, der bei diesem Modell mitgedacht werden muss, ist, dass Menschen mit den Einflüssen, die auf sie einwirken,

ABBILDUNG 5

Beispiele für die Bewältigung von Vulnerabilität und Stress

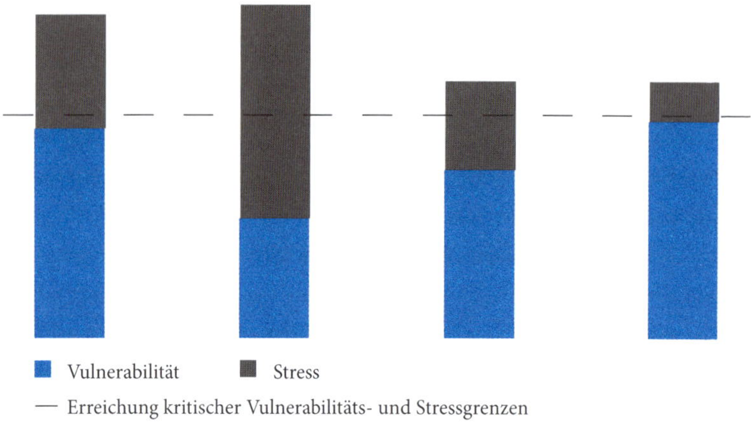

unterschiedlich umgehen. Was den einen schwer aus der Bahn wirft, ist für den anderen nicht einmal der Erwähnung wert. Faktoren, die einem Menschen bei der positiven Verarbeitung schwieriger Verhältnisse helfen, sind unter dem Begriff »Resilienz« (psychische Widerstandsfähigkeit) zusammengefasst. Es wäre allerdings auch hier falsch, Resilienz einer Person als statischen Begriff zu benutzen, vielmehr handelt es sich um eine Vielzahl von Fähigkeiten, die sich biografisch entwickeln und die sich auch fördern lassen (Kasper u. a 2008), und zwar sowohl auf der Ebene des Umgangs mit der Erkrankung als auch mit potenziellen Auslösefaktoren im Vorfeld.

Beziehungsfähigkeit, Unabhängigkeit, Einsicht und Reflexion gelten als wichtige Faktoren für die Resilienz (ebd.). An diesen Stellen zeigen sich auch die Möglichkeiten für Helferinnen und Helfer, um unterstützend eingreifen zu können.

Dopaminhaushalt

Neurophysiologische Forschungen haben herausgefunden, dass sich bei Psychosen ein Dopaminüberschuss im Gehirn nachweisen lässt (Dopaminhypothese). Unabhängig von der berühmten Huhn-oder-Ei-Frage ist diese Beobachtung von Bedeutung, da in dem Symptom »Dopaminüberschuss« ein offenbar wesentlicher Faktor für die Wechselwirkung zwischen Cannabiskonsum und Psychose liegt. Welche Auswirkung also hat der Dopaminüberschuss im Gehirn?

Dopamin gehört neben dem Serotonin und dem Noradrenalin zu den wichtigsten Neurotransmittern. Diese haben mannigfaltige Funktionen und sind unter anderem an der Weiterleitung von Impulsen von einer Nervenzelle zur nächsten beteiligt. Wie die Weiterleitung dieser Impulse grundsätzlich verläuft, lässt sich an dem Prozess des Lesens verdeutlichen: Während wir einen Text lesen, wird der optische Reiz (Worte, Sätze) im Auge in elektrische Impulse umgewandelt. Diese werden von Nervenzelle zu Nervenzelle bis ins optische Zentrum des Gehirns weitergegeben, wo sie verarbeitet werden und den Inhalt des Textes entstehen lassen.

Im Regelfall verläuft die Weitergabe des Impulses, indem die »sendende« (präsynaptische) Nervenzelle Neurotransmitter ausschüttet, die dann an Rezeptoren der »empfangenden« (postsynaptischen) Nervenzelle andocken.

Die Dopaminhypothese geht davon aus, dass bei einem Menschen, der an einer Psychose leidet, zu viel Dopamin in den synaptischen Spalt ausgeschüttet wird und dadurch in der postsynaptischen Nervenzelle ein viel zu starkes Signal ankommt und zu so etwas wie einer Überaktivität führt.

Das menschliche Gehirn hat zwei sehr wichtige »Neigungen«: zum einen hin zu einem immer wieder herzustellenden neurophysiologischen Gleichgewicht, zum anderen zur Zuordnung einer Bedeutung auf der inhaltlich-psychischen Ebene. Eine aus dem Gleichgewicht gekommene Hirnphysiologie könnte also psychisch zu Halluzinationen, Wahngebilden, einer Ich-Störung etc. beitragen.

Die heute weit überwiegende Behandlungsmethode bei Psychosen ist die Gabe von Antipsychotika. Hierbei handelt es sich allerdings um eine symptomorientierte Behandlung. Dies bedeutet, dass das Medikament nicht zwingend an den Ursachen der Erkrankung arbeitet, sondern versucht, erst einmal die Symptome zu lindern bzw. zu beseitigen. Bei den Antipsychotika bedeutet das, dass sich das Medikament wie ein durchlässiger Schutzschild vor die Rezeptoren der postsynaptischen Nervenzelle legt. »Durchlässig« deshalb, da ja nicht sämtliches Dopamin von den Rezeptoren ferngehalten werden soll.

In dem richtigen Austarieren liegt die größte Schwierigkeit dieser Medikation. Dies geschieht durch die Auswahl des geeigneten Medikaments und der richtigen Dosis. Bleibt der Schutzschild zu durchlässig, kommt weiterhin zu viel Dopamin an den Rezeptoren an und die psychotische Symptomatik wird, wenn auch abgeschwächt, fortbestehen. Ist der Schutzschild jedoch zu dicht, kommt zu wenig Dopamin an den Rezeptoren an, was zu einer zu starken Abschwächung des Reizes führt und sich unter anderem in Symptomen zeigt, die denen einer Negativsymptomatik ähnelt (Bäuml 2008, S. 74 und 88). Ist die Medikamenteneinstellung jedoch gelungen, sollte die Signalweiterleitung, wie in Abbildung 8 gezeigt, wieder normal gelingen.

Die Neigung des menschlichen Gehirns zur Herstellung eines neurophysiologischen Gleichgewichts führt auch dazu, dass die Rezeptoren hinter dem Schutzschild aufgrund der Medikamentengabe empfindlicher werden und somit sogar stärker auf das Dopamin reagieren. Die Folge ist eine zunehmend stärkere Dosierung. Dieser Prozess hat aber noch in einem anderen Zusammenhang eine wichtige Bedeutung: Sollte ein Betroffener, etwa weil er nicht mehr bereit ist, die Nebenwirkungen in Kauf zu nehmen, das Antipsychotikum spontan absetzen, statt es langsam auszuschleichen, so trifft dann wieder die volle Menge des Dopamins auf nicht nur ungeschützte, sondern darüber hinaus auch empfindlichere Rezeptoren. Dies ist die Ursache dafür, dass das spontane Absetzen eines Antipsychotikums so häufig zu einem neuen psychotischen Schub (Rückfall) führt.

> Dopaminhypothese, Seite 58

ABBILDUNG 6

Nervenzellen und synaptischer Spalt

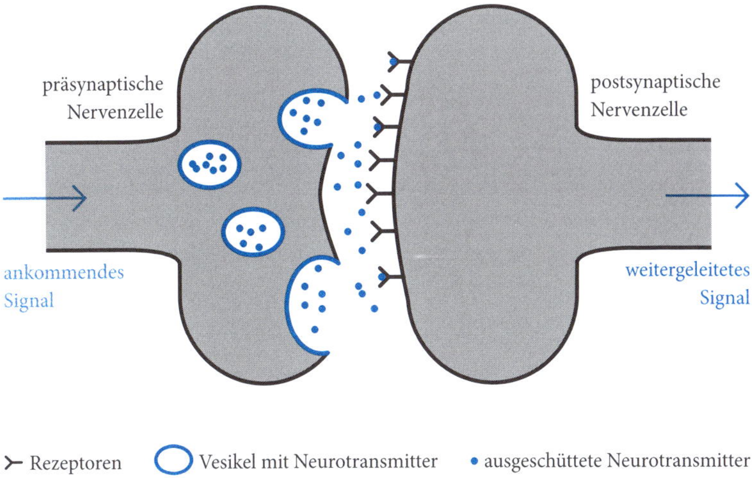

ABBILDUNG 7

Überfunktion der Dopaminausschüttung

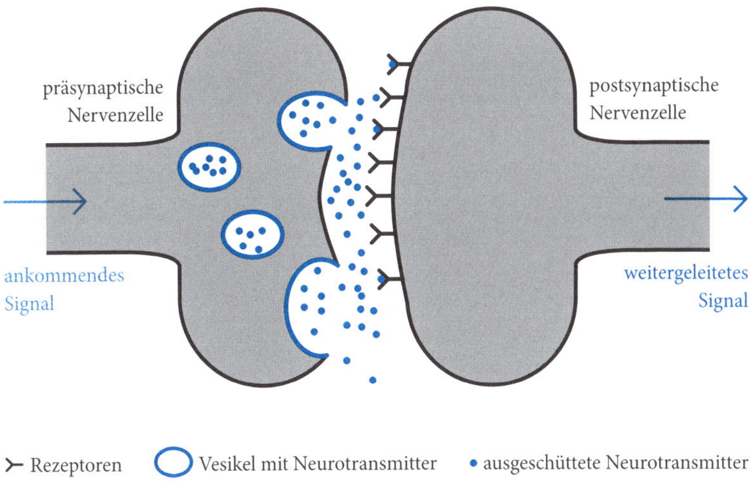

ABBILDUNG 8

Medikamentöser Schutzschild zur Hemmung der Dopaminaufnahme

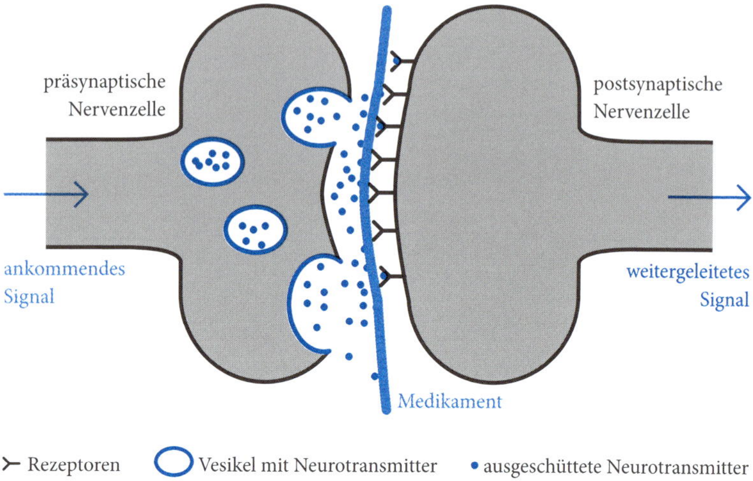

Es darf an dieser Stelle aber auch nicht verschwiegen werden, dass Antipsychotika starke und folgenreiche Medikamente sind, die erhebliche Nebenwirkungen mit sich bringen. Unter vielen dieser Nebenwirkungen leiden die Klienten so stark, dass die Einnahme abgelehnt oder aber nur in akuten Phasen toleriert wird. Hier sind insbesondere Gewichtszunahme, Verlust der Libido, Müdigkeit, Antriebslosigkeit und das Gefühl, nicht »man selbst« zu sein, zu nennen. Durch diese Nebenwirkungen ergibt sich auch eine große Gefahr für die Medikamentencompliance. Wenn von dem Klienten die Nachteile der unerwünschten Nebenwirkungen höher eingeschätzt werden als das Risiko einer erneuten Erkrankung durch Nichteinnahme, wird er die Medikation ablehnen. Als Leitsatz muss hier gelten: So viel Wirkung wie nötig, bei so wenig Nebenwirkungen wie möglich.

Ebenfalls ist zu erwähnen, dass immer wieder diskutiert wird, ob die dauerhafte Gabe von Antipsychotika zu einer Verkürzung der Lebenszeit führen kann. Verschiedene Fachleute wie Volkmar Aderhold kritisieren seit Jahren die Antipsychotikagabe massiv (Aderhold 2007). Diese Diskussionen werden sehr kontrovers geführt. Zweifelsohne können (die alten »typischen« wie die neueren »atypischen«) Antipsychotika unabhängig von einem direkten Einfluss auf die Lebensdauer bestimmte Krankheiten wie Diabetes verstärken und auslösen. Man darf jedoch auch nicht außer Acht lassen, dass eine unbehandelte Psychose zu Verhaltensweisen von Betroffenen führen kann, die gefährlich für ihre Gesundheit oder gar für ihr Leben sind. Gerade manische Phasen geraten oft völlig außer Kontrolle.

Das Vorangesagte ist wichtig für das Verständnis der Wechselwirkung zwischen Cannabis und Psychose. Zum einen ist es immens wichtig, zu bestimmen, was gemeint ist, wenn man über Psychosen spricht. Zum anderen wirkt Cannabis genau an jenen Schnittstellen, die für den Ausbruch und die Aufrechterhaltung psychotischer Symptome entscheidend sind, und zwar sowohl neurobiologisch als auch psychologisch.

Ein Einblick in die Entstehung und Symptomatik von Psychosen ist für das Verständnis von Wechselwirkungen zwischen psychotischen Symptomen und Cannabis unerlässlich.

Wechselwirkungen zwischen Cannabis und Psychose

Rein statistisch ist festzustellen: Egal, wo auf der Welt, die Wahrscheinlichkeit, im Laufe des Lebens an einer Psychose zu erkranken, liegt bei etwa 1 Prozent (»Lebenszeitprävalenz«). Wie aber verändert sich dieser Wert für Menschen, die Cannabis konsumieren?

Ein Zusammenhang zwischen Cannabiskonsum und Psychose ist durch viele Untersuchungen nachgewiesen (Petersen & Thomasius 2007): Je nach Untersuchung wird von einem 1,5- bis 3-fach erhöhten Risiko für Konsumenten ausgegangen. Exemplarisch sei hier die niederländische NEMESIS-Studie genannt, in der, repräsentativ für die Bevölkerung, über 4.000 Menschen hinsichtlich dieses Zusammenhangs untersucht wurden. Es ließ sich ein 2,8-fach erhöhtes Risiko feststellen (van Os u. a. 2002).

Cannabiskonsum erhöht das Risiko, an einer Psychose zu erkranken.

ZAHLEN Weitere Untersuchungen schlüsseln die Wechselwirkungen zwischen Cannabiskonsum und Schizophrenie noch weiter auf. Eine Studie mit einer sehr hohen Anzahl von Beteiligten wurde 1967 und 1970 mit schwedischen Rekruten durchgeführt. Zwar ist diese Untersuchung schon recht alt, zeichnet sich jedoch durch eine extrem hohe Zahl von Befragten aus. Insgesamt 45.000 Menschen wurden unter anderem in Bezug auf den Zusammenhang zwischen Cannabis und Psychose und hier insbesondere unter Berücksichtigung der konsumierten Menge befragt. Rund 14 Jahre später wurde untersucht, inwieweit der Cannabiskonsum im Allgemeinen das Psychoserisiko erhöht und ob es Unterschiede gab bei Personen, die mindestens fünfzigmal Cannabis konsumiert hatten im Vergleich zu

Personen mit geringerem Konsum. Das Ergebnis war, dass die Rekruten, die in der Befragung angegeben hatten, überhaupt schon einmal Cannabis konsumiert zu haben, ein 2,4-fach höheres Risiko hatten, an einer Schizophrenie zu erkranken. Bei denjenigen, die angegeben hatten, mindestens fünfzigmal Cannabis konsumiert zu haben, lag sogar ein sechsfach höheres Risiko vor (Andréasson u. a. 1987).

Sehr aufschlussreich ist die sogenannte Dunedin-Studie. Dunedin ist eine Stadt in Neuseeland. Dort beforscht man seit Jahren eine Geburtenkohorte, das heißt alle Menschen, die innerhalb eines Jahresintervalls geboren wurden. In diesem Fall 1.037 Personen aus den Geburtsjahren 1972 und 1973. Diese Personen wurden bis in ihr Erwachsenenalter hinein immer wieder zu unterschiedlichen Fragestellungen untersucht, unter anderem auch über den Zusammenhang zwischen psychotischer Erkrankung und Cannabiskonsum. Bei Menschen, die schon mit 15 Jahren Cannabis konsumiert hatten, lag die Erkrankungswahrscheinlichkeit bei 4,5 Prozent, bei einem Konsum ab dem 18. Lebensjahr nur bei 1,6 Prozent (Arseneault u. a. 2002). Hieran zeigt sich also, dass insbesondere ein früher Einstieg in den Cannabiskonsum das Risiko, an einer Psychose zu erkranken, deutlich erhöht.

Aber wie sieht es in der anderen Richtung aus? Wie wirkt sich das Vorhandensein psychotischer Symptome auf die Entwicklung einer Sucht aus? Entsprechende Untersuchungen fanden heraus, dass die Wahrscheinlichkeit, im Laufe seines Lebens an einer Substanzabhängigkeit (Sucht) bzw. einem -missbrauch zu erkranken, bei etwa 17 Prozent liegt. Bei Menschen, die an einer Schizophrenie erkrankt waren, wurde diese Wahrscheinlichkeit jedoch mit fast 50 Prozent angegeben (Regier u. a. 1990).

Eine andere Studie, in der Patientinnen und Patienten zweier Kölner Kliniken untersucht wurden, kam zu dem Ergebnis, dass diese Wahrscheinlichkeit bei ca. 30 Prozent liegt. Dies ist zwar deutlich geringer, das Risiko ist jedoch weiterhin doppelt so hoch wie bei Menschen, die nicht an einer schizophrenen Psychose erkrankten (Schnell u. a. 2010).

Bei der Frage, ob ein solcher *Zusammenhang auf der neurobiologischen Ebene* besteht, können wir auf zwei Prozesse zurückgreifen, die schon weiter oben beschrieben wurden: Bei der Frage, wie es zur Entwicklung einer Sucht kommt, wurde schon deutlich, welchen wesentlichen Faktor hierbei der Botenstoff Dopamin spielt. Das Belohnungssystem ist jedoch nicht der einzige Bereich, in dem es nach Cannabiskonsum zu einer erhöhten Dopaminausschüttung im Gehirn kommt.

> Dopaminhypothese, Seiten 58, 73 f.

Die folgende Abbildung zeigt alle Bereiche im Gehirn, in denen Cannabisrezeptoren vorhanden sind.

ABBILDUNG 9

Cannabisrezeptoren im Gehirn

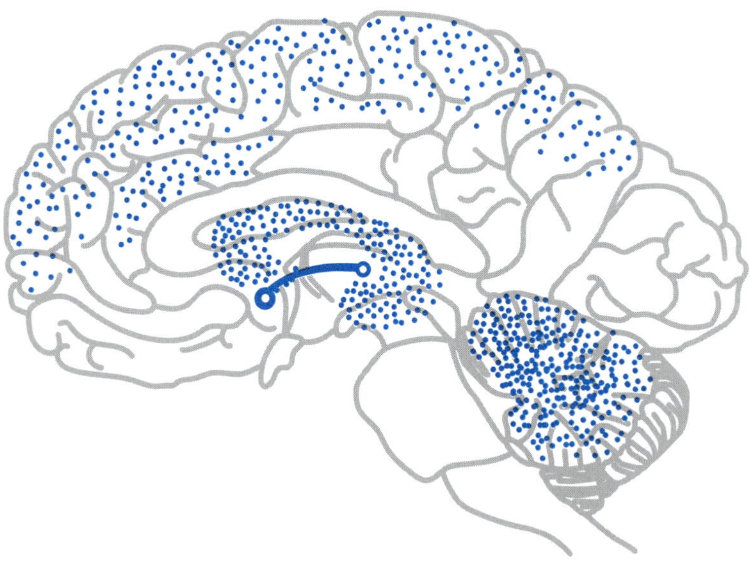

Nehmen wir dazu die Aussage der Dopaminhypothese, dass psychotisches Erleben mit einem Überangebot an Dopamin im synaptischen Spalt zusammenhängt, so ist leicht ersichtlich, dass sich eine Substanz, die zu erhöhtem Dopaminausstoß führt, auch fördernd auf die Entwicklung bzw. Aufrechterhaltung einer Psychose auswirkt.

ENDOCANNABINOIDSYSTEM Aber warum bietet unser Gehirn durch das Vorhandensein von Cannabinoidrezeptoren überhaupt die Möglichkeit für die Verarbeitung des THC? Hierfür verantwortlich ist das Endocannabinoidsystem. Mit großem Erstaunen wurde reagiert, als Forscher in den 1970er-Jahren im menschlichen Gehirn Cannabinoidrezeptoren entdeckten, also Andockstellen, die speziell dafür geeignet sind, dass an ihnen Cannabinoide andocken können. Ist der Mensch zum Kiffen geschaffen? Irgendeine Funktion mussten diese Rezeptoren doch haben?

Nun ist als Erstes darauf hinzuweisen, dass es sich hierbei um Cannabinoidrezeptoren und nicht um THC-Rezeptoren handelt. THC ist nur ein Cannabinoid. Insgesamt sind über 100 Cannabinoide bekannt. Dies machte die Annahme, die gefundenen Rezeptoren wären dazu da, »sich zu bekiffen«, eher unwahrscheinlich.

Die Forschung ging weiter und so fand man schließlich ein körpereigenes Cannabinoid und nannte es Anandamid (was im Sanskrit »Glückseligkeit« bedeutet). Sehr interessant ist, sich anzuschauen, welche Funktion dieses Anandamid im Gehirn hat. Am besten lassen sich die unterschiedlichen Funktionen so zusammenfassen, dass es dazu da ist, ausgleichend zu wirken. Wenn das Gehirn also erkennt, dass es zu einer zu hohen Aktivität in bestimmten Bereichen kommt, schüttet es Anandamid aus, das an den Cannabinoidrezeptoren andockt und dort eine bremsende Funktion entwickelt.

Für den Zusammenhang hier bedeutet dies, dass das Anandamid auftritt, wenn neurophysiologisch der durch die psychotische Erkrankung verursachte erhöhte Dopaminausstoß gehemmt werden muss. Das Problem ist nun, dass an genau den gleichen Cannabinoidrezeptoren auch das THC andockt. Dieses hat jedoch die genau entgegengesetzte Wirkung:

Der Dopaminausstoß wird also nicht nur nicht gehemmt, sondern sogar noch verstärkt. Hinzu kommt, dass das Anandamid immer nur eine sehr kurze Zeit im synaptischen Spalt bleibt, während das THC dort sehr lange verweilt und damit dem Anandamid auf längere Zeit den Zugang zu den Cannabinoidrezeptoren verwehrt. Im Ergebnis bedeutet das also, dass die antipsychotische Wirkung des Anandamids außer Kraft gesetzt und durch die den Dopaminausstoß steigernde Wirkung des THC ersetzt wird.

Haben nun die hier geschilderten statistischen und neurophysiologischen Zusammenhänge eine Bedeutung für die von uns betreuten Klientinnen und Klienten bzw. für unsere Arbeit mit ihnen? Ja, denn diese Zusammenhänge bilden die Grundlage für die individuellen Bedingungen zwischen Cannabiskonsum und psychotischen Symptomen. Das zeigt die Wege für uns auf, wie wir den Klienten dabei helfen können, diesem Zusammenspiel entgegenzuwirken.

Um die individuellen Wechselwirkungen zwischen Cannabiskonsum und Psychose genauer zu beleuchten, möchte ich zunächst das weiter oben abgebildete Vulnerabilitäts-Stress-Modell (Abbildung 5, S. 72) um eine weitere, für uns fundamentale Komponente erweitern (Abbildung 10).

Die Abbildung 10 zeigt schon deutlich, dass die drei wesentlichen Aspekte, die zu einem Ausbruch einer Psychose führen können, sehr unterschiedlich ausgeprägt sein können. Wie lässt sich diese Verteilung nun jedoch für den einzelnen Klienten herausfinden, mit dem wir es gerade zu tun haben?

Die Geschichte von Menschen, die an einer Psychose erkrankt sind, ist natürlich immer individuell verschieden. Bei manchen bleiben einem – zumindest auf den ersten Blick – die Zusammenhänge eher verschlossen, bei anderen hingegen denkt man sich, dass die starken Belastungen geradezu zur Entwicklung einer psychischen Krankheit führen mussten. Im »Therapieladen« in Berlin haben wir ein spezielles psychoedukatives Gruppenangebot für Menschen mit der Doppeldiagnose Psychose und Sucht entwickelt. In einer Sitzung versuchen wir, den individuellen

ABBILDUNG 10

Erreichung kritischer Vulnerabilitäts- und Stressgrenzen beim Drogenkonsum

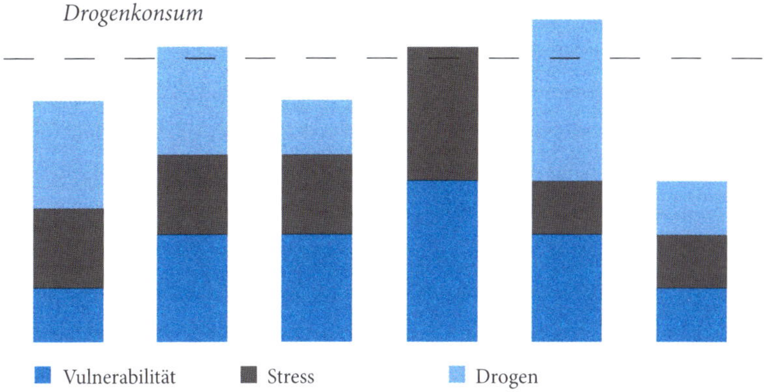

Zusammenhängen gemeinsam mit den Klientinnen und Klienten auf die Spur zu kommen.

Hierzu verteilen wir nacheinander drei transparente Folien. Auf der ersten Folie tragen die Teilnehmenden ihr Konsumprofil ein, das heißt, entlang ihres Lebensalters notieren sie, wann sie mit dem Konsum begonnen haben bzw. wie stark er zu verschiedenen Lebenszeiten gewesen ist (kein Konsum, mehrmals monatlich, mehrmals wöchentlich, täglich, mehrmals täglich). Die unterschiedlichen Punkte werden anschließend miteinander verbunden, sodass sich auf der Folie eine Kurve ergibt.

Auf einer zweiten Folie vermerken die Personen die Stadien ihrer psychischen Erkrankung. Da diese in einer solchen Gruppe nicht in quantifizierbaren Daten, wie zum Beispiel der in der Forschung oft angewandte *PANSS* (Positive and Negative Syndrome Scale), gemessen werden kann, strukturieren wir diese Folie anhand der Behandlungssettings (gesund, psychotische Symptome ohne Behandlung, ambulante Behandlung, teilstationäre Behandlung, stationäre Behandlung kurz, stationäre Behandlung lang). Auch hier werden die Punkte miteinander verbunden und ergeben auf der Folie eine Kurve.

Auf der dritten Folie vermerken die Klienten Ereignisse, die in ihrem Leben von hoher Bedeutung gewesen sind. Den unterschiedlichen Ereignissen soll dabei eine Wichtigkeit auf einer Skala 1–10 zugeordnet werden. Hierbei ist bedeutsam, dass sich die zugeordneten Zahlen nicht an der subjektiven Bedeutung des Ereignisses orientieren (also 10 für ein besonders positives Ereignis, 1 für ein besonders negatives), sondern allein an der *Intensität*. Zum Beispiel könnte sowohl der Tod eines nahen Angehörigen als auch das erste Verlieben mit 10 bewertet werden.

Nachdem die Klienten und Klientinnen ausreichend Zeit erhalten haben, ihre Folien vorzustellen, werden diese mithilfe eines Overheadprojektors übereinander projiziert. Ein Ergebnis einer solchen Zusammenstellung zeigt die nächste Abbildung 11.

ABBILDUNG 11

Visualisierung individueller Zusammenhänge von Konsumbedingungen

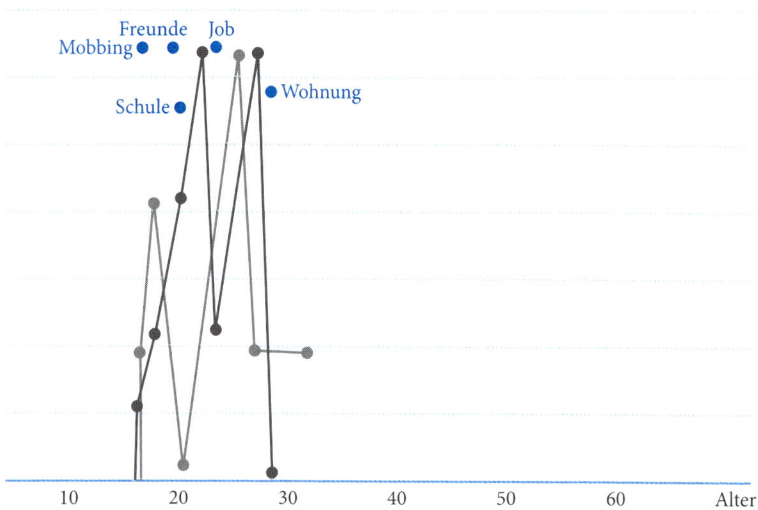

In all den Jahren, die ich diese Gruppen schon leite, hat sich hierbei noch nicht ein einziges Mal *kein* Zusammenhang der Kurven und Punkte ergeben. Manches Mal ist der Zusammenhang nicht so offensichtlich wie in dem abgebildeten Fall, wenn zum Beispiel – was leider auch passieren kann – die Psychose im Drogenentzug ausbricht, aber immer gab es eine Verbindung.

Es ist natürlich nicht zwingend notwendig, mit Folien zu arbeiten, auch ein vorbereitetes Arbeitsblatt, auf dem gemeinsam mit dem Klienten ähnliche Eintragungen erfolgen, wäre eine Möglichkeit. Drei Punkte sind dabei jedoch besonders wichtig: Erstens gibt die Erarbeitung eines solchen Schemas dem Klienten die Möglichkeit, seine Geschichte zu erzählen, und den Helfenden ermöglicht es, diese (vielleicht erneut, aber möglicherweise strukturierter) zu hören. Zweitens bietet diese Visualisierung den Betroffenen Anhaltspunkte, um über die Zusammenhänge nachzudenken. Drittens eröffnet sich hier eine sehr gute Möglichkeit, um ins Gespräch zu kommen.

Welche Methode man auch immer wählt, das oben abgebildete erweiterte Vulnerabilitäts-Stress-Modell bietet eine Vorlage dafür, die sich zeigenden, individuell unterschiedlichen Schicksale in ein Schema einzuordnen. Dies heißt natürlich nicht, die Klientinnen und Klienten in bestimmte »Schubladen« zu sortieren, sondern mit ihnen gemeinsam herauszuarbeiten, wieso gerade ihre Kombination aus Vulnerabilität, Stress und Drogenkonsum zur Entwicklung einer Psychose geführt hat. Es lässt sich an diesem Modell auch gut die Frage klären, die sich viele unserer Klienten stellen: »Warum habe ich eine Psychose bekommen und XY nicht, obwohl er genauso viel oder sogar viel mehr gekifft hat als ich?«

Und auch eine weitere, eher didaktisch-pädagogische Möglichkeit bietet dieses Modell. Es wird hier nämlich sehr gut deutlich, dass, während man auf die Vulnerabilität so gut wie keinen Einfluss hat, die anderen beiden Faktoren sehr wohl individuell beeinflussbar sind.

Ein wirklich stressloses Leben wird wahrscheinlich nicht möglich sein, denn Stress wird auch von außen an uns herangetragen. Trotzdem kann man, insbesondere wenn man weiß, dass sich zu viel Stress negativ auf die Krankheit auswirkt, versuchen, diesen möglichst gering zu halten.

Noch eindeutiger verhält es sich natürlich mit dem Drogenkonsum. Hier liegt es eindeutig in der Hand jedes Einzelnen, dieses zusätzliche Risiko zu minimieren bzw. auszuschließen. Wobei, insbesondere wenn man dies mit einem Betroffenen thematisiert, nie außer Acht gelassen werden darf, dass möglicherweise eine Sucht vorliegt, die ein »einfaches« Aufhören eben nicht so einfach möglich macht.

Modelle des Zusammenhangs zwischen Psychose und Cannabiskonsum

Das Vulnerabilitäts-Stress-Modell ist nur eins von mehreren Modellen, das den Zusammenhang von Psychose und Sucht transparent macht. Auf die allen Modellen zugrunde liegende Frage nach der Henne und dem Ei, also der Frage, was zuerst da war und was was bedingt hat, würde das Vulnerabilitäts-Stress-Modell die Antwort geben: »Sowohl als auch«. Der Cannabiskonsum stellt hier nur einen von mehreren Faktoren dar, die gemeinsam zum Auftreten einer Psychose führen können.

Ein zweites Modell ist das *Exazerbations- bzw. Verschlimmerungsmodell.* Dieses geht davon aus, dass der Cannabiskonsum zu einer Verschlechterung einer bereits bestehenden Psychose geführt hat.

Beim *Selbstmedikationsmodell* geht man ebenfalls davon aus, dass die Psychose bereits bestanden hatte, als der Klient, und zwar mit dem Wunsch, entweder die Symptome der Krankheit oder die Nebenwirkungen der Medikamente zu lindern, angefangen hat, Cannabis zu konsumieren. Hier ist die Frage nach Henne und Ei deutlich beantwortet: Die Psychose zieht den Drogenkonsum nach sich.

Ein letztes Modell ist die sogenannte *drogeninduzierte Psychose.* Hier lohnt es sich, die Definition, die diesem Modell zugrunde liegt, genau anzuschauen.

DROGENINDUKTION Von einer drogeninduzierten Psychose sollte man nur dann sprechen, wenn der Ausbruch der Psychose in direkter Folge des Drogenkonsums passiert und die Symptomatik bei Abstinenz und ohne die Gabe von Antipsychotika innerhalb einiger Wochen zurückgeht. Nach einem halben Jahr darf keine Restsymptomatik mehr vorhanden sein. Ohne einen erneuten Konsum darf es nicht zu einem erneuten Auftreten einer Psychose kommen. Hieraus wird deutlich, dass es sich bei dieser Diagnose, sofern sie in der Klinik gestellt wird, immer nur um eine *vorläufige* Diagnose handeln kann, die sich erst im Nachhinein bestätigen kann. Unsere Praxis zeigt, dass diese Fälle bei den Menschen, die zu uns in Behandlung oder Betreuung kommen, eher selten sind und es sich nach einer Weile doch herausstellt, dass der Cannabiskonsum nur *einen* Faktor für den Ausbruch der Psychose dargestellt hat und hier eher das Vulnerabilitäts-Stress-Modell zutreffend ist.

Es ist davon auszugehen, dass sich hingegen Menschen mit einer echten drogeninduzierten Psychose oft nicht in eine längerfristige Behandlung begeben, da es ihnen nach dem Klinikaufenthalt wieder gutgeht und es durch Abstinenz nicht zu einem erneuten psychotischen Schub kommt.

Die Frage, ob es sich bei einer Psychose um eine drogeninduzierte handelt oder nicht, ist häufig eher für jene Klienten und Klientinnen interessant, die sich erhoffen, es »nur« mit dem Kiffen »übertrieben« und »nicht wirklich psychisch erkrankt zu sein«. Es ist dann die nicht immer einfache Aufgabe, gemeinsam abzuklären, inwieweit diese Annahme zutrifft. Hierbei ist es wichtig, dem Klienten nicht eines seiner wichtigsten Argumente zu entziehen, an seinem Cannabiskonsum etwas zu verändern. Es wäre insofern sicher sinnvoll, nicht zu stark auf eine genaue Definition zu schauen, sondern die Betroffenen darin zu unterstützen, dass es in jedem Fall für den Verlauf der Psychose günstig wäre, den Konsum einzuschränken oder einzustellen, und dann weiterzusehen.

Keines der geschilderten Modelle ist allgemeingültig. Vielmehr stellen sie unterschiedliche Möglichkeiten dar, wie bei einzelnen Menschen der Zusammenhang zwischen Cannabiskonsum und Psychose betrachtet werden kann. Es ist wichtig, diesem Zusammenhang gemeinsam mit den Klientinnen und Klienten auf die Spur zu kommen, da dies einen deutlichen Blick auf die Konsummotivation zulässt und so die Möglichkeit bietet, sinnvoll an einer Reduktion des Cannabiskonsums bzw. einer Abstinenz zu arbeiten.

Es gibt einen Zusammenhang zwischen Cannabiskonsum und Psychose. Dieser lässt sich sowohl statistisch als auch neurobiologisch darstellen. Ebenso zeigt die Betrachtung der individuellen Krankheitsverläufe einen entsprechenden Zusammenhang.

Es ist aber auch ganz klar zu sagen, dass die generelle Aussage »Cannabis löst Psychosen aus« falsch ist. Der weit überwiegende Teil der Cannabiskonsumenten zeigt keine psychotischen Symptome. Dies wissen auch unsere Klienten. Wollen wir für unsere Klienten bei deren Überlegung über ihren individuellen Zusammenhang zwischen Cannabis und Psychose ein wirklicher Kooperationspartner sein, so kann die Aussage nur sein: »Cannabis kann ein Faktor bei der Entstehung bzw. Aufrechterhaltung von Psychosen sein.«

Genauso klar kann jedoch auch vertreten werden, dass Drogenkonsum jeglicher Art und hier insbesondere von Drogen mit halluzinogener Wirkung wegen des Eingriffs in das System der Neurotransmitter einem Gehirn nicht guttun kann, dessen Neurotransmittersystem bereits gestört ist. Schließlich ist auch deutlich, dass sich der Konsum einer Substanz, die zu einer erhöhten Dopaminausschüttung beiträgt, nicht gut mit einer Medikation vertragen *kann,* die zu einer Reduktion eines Dopaminüberschusses führen soll (Antipsychotika).

Die »jungen Wilden«

Seit einigen Jahren tauchen in vielen Einrichtungen Klientinnen und Klienten auf, die sich in einigen Aspekten deutlich von der bisherigen Klientel unterscheiden. Ihre Zahl und die Art der Veränderung, die sie für die Einrichtungen bedeuten, sind so immens, dass sie inzwischen mit dem Begriff »junge Wilde« eine eigene Bezeichnung bekommen haben.

Diese wirklich meist jungen Menschen gelten auch als »Systemsprenger«. Sie zeigen unterschiedliche Konfliktfelder und verstricken sich schnell in den Beziehungen mit ihren Betreuern – und umgekehrt! Die für die Jugendzeit typischen Entwicklungsaufgaben sind oft nur unvollständig bearbeitet. Das Verhältnis zu den Eltern ist zumindest problematisch, ein Schul- und/oder Ausbildungsabschluss liegt – wenn überhaupt – dann deutlich unter ihren Möglichkeiten. Schließlich zeigen sie einen *übermäßigen* Suchtmittelkonsum, oft von Alkohol *und* illegalen Drogen.

Für diese Altersgruppe gibt es viele Besonderheiten: Sie haben vor allem viele biografische Entwicklungsaufgaben zu erfüllen und sind ob dieser Aufgaben stark verunsichert. Das Gehirn ist noch in einer besonderen Umstrukturierungsphase, in der der Drogenkonsum einen besonderen, tendenziell schädigenden Einfluss hat. Die Gruppe Gleichaltriger hat einen sehr großen Einfluss auf den Einzelnen und insgesamt ist die Risikobereitschaft und das Neugierverhalten höher als beim Erwachsenen. Hinzu kommt, dass eine psychische Erkrankung ausgebrochen und/oder ein gewohnheitsmäßiger Drogenkonsum begonnen wurde, bevor eine soziale Basis geschaffen werden konnte (eigene Familie, Beruf etc.).

So sollte es uns nicht verwundern, dass wir Helfenden im Kontakt mit diesen Klienten und Klientinnen vor große Probleme gestellt werden, wobei sich diese Personen von unseren anderen Klienten oft doch nur dadurch unterscheiden, dass sie zusätzlich jung und »wild« sind: neugierig, umtriebig, selten zur Ruhe kommend. Hier liegt aber auch ein guter Ansatz dafür, mit dieser Klientel in Kontakt zu kommen und umzugehen.

Zunächst sollten wir jugendtypische Verhaltensweisen unabhängig von der psychischen Erkrankung sehen und auch auf eine übliche pädagogische Weise darauf reagieren. Je deutlicher wir diese Unterscheidung treffen, desto besser können wir mit angemessenen Interventionen darauf reagieren – ohne dabei natürlich »das Pendel zu weit in die andere Richtung schwingen zu lassen« und aus den Augen zu verlieren, dass es sehr wohl Zusammenhänge und Wechselwirkungen gibt.

BEISPIEL

Jonas ist 17 Jahre alt. Nach der Trennung seiner Eltern, bei der er zehn Jahre alt war, zog er mit seinem Vater in eine neue Wohnung, seine zwei Jahre jüngere Schwester blieb bei der Mutter. Auch wenn das Verhältnis zum Vater gut war, litt Jonas stark unter der Trennung von Mutter und Schwester, die er nun nur noch vierzehntäglich am Wochenende sah. Anfänglich zeigte er ein unauffälliges Verhalten und auch seine schulischen Leistungen blieben gut. Dies änderte sich, als er mit 13 Jahren begann, gewohnheitsmäßig Cannabis zu konsumieren. Er schloss sich einer Gruppe von Mitschülern an, die ebenfalls regelmäßig kifften, und distanzierte sich immer mehr von seinen Eltern. Sein Vater, dem das Ausmaß seines Konsums lange nicht bewusst war, hielt dieses Verhalten für eine normale adoleszente Entwicklung.

Nachdem Jonas seine Mutter und auch seine Schwester mehrmals bestohlen hatte und sich einem Gespräch darüber verweigerte, brach die Mutter den sowieso schon sehr schwierigen Kontakt zu ihm ab.

In der Folgezeit ließen die schulischen Leistungen von Jonas deutlich nach und es kam zu ersten Kontakten mit der Polizei. Die Delikte waren Sachbeschädigungen (Graffiti) und Ladendiebstähle. Bei den damit zusammenhängenden Leibesvisitationen fand die Polizei mehrmals Cannabis in kleinen Mengen. Nun vermehrten sich auch die Auseinandersetzungen zwischen Jonas und seinem Vater. Dieser

versuchte, durch strengere Regeln und eine engere Kontrolle »gegenzusteuern«, was bei Jonas zu noch größerer Distanz führte. Er reagierte abwechselnd apathisch oder aggressiv. Er warf seinem Vater vor, ihn völlig zu überwachen, und stellte dabei Zusammenhänge auf, die den Vater sehr ängstigten, da sie sehr irreal wirkten. Häufig tauchte Jonas jetzt mehrere Tage am Stück nicht mehr zu Hause auf. Als er erneut von zu Hause wegblieb und auch über das Handy nicht erreichbar war, stellte der Vater eine Vermisstenanzeige. Kurz darauf wurde Jonas erneut bei einem Ladendiebstahl erwischt.
Jonas widersetzte sich vehement der Festnahme. Da er die Beamten als Agenten Satans beschimpfte und eher wirr redete, entschied sich der hinzugerufene Vater, ihn in die zuständige Kinder- und Jugendpsychiatrie zu bringen.
Unter der Bedingung, dass er nur dann zu Hause wohnen bleiben könne, wenn er drei Wochen in der Klinik bliebe, stimmte er dieser Unterbringung zu. Er nahm zwar nur widerwillig an den angebotenen Behandlungen teil, durch die Dauer des Aufenthalts entgiftete er jedoch vom Cannabis. Er gab an, keine psychotischen Symptome mehr zu haben, und auch von außen waren solche nicht mehr wahrnehmbar. Schließlich wurde er ohne Medikation entlassen.
Nach dem Klinikaufenthalt ist das häusliche Klima sehr angespannt, da Jonas seinem Vater vorwirft, er hätte ihn »in der Klapse abgegeben«. Die Kommunikation beschränkt sich auf das Notwendigste und Jonas zieht sich zu Hause immer weiter zurück. Er nimmt wieder Kontakt zu seinem alten Freundeskreis auf und es kommt zu häufigen Auseinandersetzungen über angemessene Ausgehzeiten und häusliche Pflichten. Die Schule besucht Jonas zwar, ist aber oft verspätet und wenig ansprechbar. Darüber hinaus hat der Vater das Gefühl, dass Jonas wieder Cannabis konsumiert.
In dieser Situation sucht der Vater Hilfe beim Jugendamt, und es wird eine Familientherapie eingeleitet.

In diesem Beispiel zeigt sich sehr gut, wie stark die Problembereiche familiäre Konflikte, Adoleszenz, Cannabiskonsum und Psychose miteinander verwoben sein können. Der Cannabiskonsum von Jonas könnte ausgelöst bzw. verstärkt worden sein durch die familiären Konflikte. Gleichzeitig hatte der Cannabiskonsum eine verstärkende Wirkung auf die familiären Konflikte.

Gleiches gilt für das psychotische Erleben: Auch hier kann in den familiären Konflikten ein Auslöser gesehen werden. Und auch hier hat die Symptomatik zur Verstärkung der Konflikte beigetragen.

Der Cannabiskonsum wiederum kann als ein Auslöser für die Psychose betrachtet werden und eben auch als ein Versuch, die Symptomatik abzuschwächen.

Die Adoleszenz ist häufig jene Zeit, in der es zu ersten Konsumversuchen auch mit Cannabis kommt. Familiäre Konflikte verstärken sich. Diese Konflikte forcieren wiederum adoleszente Verhaltensweisen wie Rückzug, Rebellion oder Risikoverhalten, das wiederum den Cannabiskonsum fördert.

Diese Zusammenstellung zeigt, wie komplex sich dieses Geschehen bei den »jungen Wilden« kumuliert.

BEISPIEL (FORTSETZUNG)

Im Beispiel von Jonas können schließlich in der Familientherapie die Konflikte angegangen werden. Durch gemeinsame Gespräche gelingt es, dass die unterschiedlichen Verletzungen bei allen Familienangehörigen angesprochen und bearbeitet werden. Über einen längeren Prozess können die familiäre Kommunikation und das Klima deutlich verbessert werden und es kommt zu einer Wiederannäherung zwischen Jonas und seiner Mutter.

Gegenüber dem Therapeuten (in der eingesetzten »Multidimensionalen Familientherapie«, siehe Spohr u. a. 2011, finden neben Familien- auch Einzelgespräche sowie andere Settings statt) berichtet Jonas von weiter anhaltenden psychotischen Symptomen. Er traut sich aber nicht, diese mit seinem Vater zu besprechen, da er fürchtet, dass dieser ihn erneut in die Psychiatrie bringt. In enger Zusammenarbeit mit einem Kinder- und Jugendpsychiater wird die Gabe eines Antipsychotikums in geringer Dosis vereinbart. Hiervon mussten die Eltern stärker überzeugt werden als Jonas, eine Konstellation, die wegen des schlechten Rufs von Psychopharmaka insgesamt nicht selten vorkommt. Die psychotischen Symptome klingen nun vollständig ab.

In der Folgezeit ist es möglich, mit Jonas die Gründe und die Funktion für seinen Konsum zu besprechen und mit ihm zusammen Alternativen zu erarbeiten. In den Familiengesprächen bietet sich parallel dazu die Möglichkeit, den eigentlich alterstypischen Ablösungsprozess von Jonas einzuleiten.

An diesem Beispiel zeigt sich auch, wie vielfältig die Gründe für das Verhalten sein und welche Wechselwirkungen auftreten können. Ebenso wird deutlich, wie vorteilhaft es sein kann, multiprofessionell die unterschiedlichen Bereiche zu bearbeiten, ohne die Zusammenhänge aus den Augen zu verlieren. Gute Kooperation und ein Casemanagement sind hierfür sehr sinnvoll.

In den Diskussionen über die Ursachen des Zuwachses dieser Klientel wird meist davon ausgegangen, dass immer mehr Menschen mit der zunehmend komplexer werdenden Welt Probleme bekommen. Wenig verlässliche Bindungen, unsichere Lebensperspektiven in einer immer stärker an Verwertung orientierten Gesellschaft und eine Medienflut, der man sich kaum noch entziehen kann, werden immer wieder angeführt. Es kann nicht verwundern, dass sich diese Probleme am ehesten in einer Zeit zeigen, in der sich Jugendliche aus der Familie auf den Weg in eben diese Welt machen.

Die wichtige Rolle der Ambivalenz

Zu der bereits weiter oben beschriebenen Rolle der Ambivalenz bei Menschen im Allgemeinen und Süchtigen im Speziellen kommen bei Betroffenen von Doppeldiagnosen noch einige Bedingungen dazu, die diesen Prozess weiter komplizieren. Auf der einen Seite ist der den meisten Klienten bekannte (wenn auch nicht immer akzeptierte) Zusammenhang zwischen Cannabiskonsum und einem erneuten Ausbruch der psychotischen Erkrankung deutlich ein Grund dafür, der für die Abstinenz spricht. Auf der anderen Seite kommen jedoch auch einige Punkte hinzu, die zumindest subjektiv eine Fortsetzung des Konsums rechtfertigen.

Viele Klientinnen und Klienten erhoffen sich durch den Konsum von Cannabis, die Nebenwirkungen der Antipsychotika zu lindern. Eigentlich wirkt sich der Cannabiskonsum nicht wirklich positiv auf diese Nebenwirkungen aus. Im Bereich der Negativsymptomatik und hier insbesondere beim Antrieb und einer eventuellen depressiven Symptomatik kann er sogar verstärkend wirken. Trotzdem erscheinen den Klienten durch die abschirmende und eher gleichgültig machende Wirkung des Cannabis die Symptome nicht mehr als so stark. Es ist deshalb sehr wichtig, sich immer dessen bewusst zu sein, dass es sich bei dieser Art von Konsum nicht um eine wirkliche Selbstmedikation handelt. Die Symptomatik bleibt erhalten oder verstärkt sich sogar. Sie wird nur wie der Rest der Welt nicht mehr so klar wahrgenommen.

PSYCHOPHARMAKA Die Erkrankung an einer Psychose und die Medikation mit Antipsychotika bedeuten einen existenziellen Einschnitt in das bisherige Leben. Die Betroffenen erleben sich in vielen Lebensbereichen als eingeschränkt. Die Teilnahme an Aktivitäten, die früher Abwechslung und Freude in ihr Leben gebracht hatten, ist nur noch bedingt möglich. In dieser Situation erscheint es ihnen manchmal so, als wäre der Drogenkonsum das Einzige, das »noch ein bisschen Farbe« in ihr sonst so tristes Leben bringt.

Dies gilt in besonderem Maße für die jungen Betroffenen und die »jungen Wilden«. Jugendliches Freizeitverhalten ist häufig auf Spaßhaben, Partymachen etc. ausgerichtet. Vieles davon ist nach Ausbruch der Krankheit nur noch eingeschränkt möglich, zum Teil weil die sozialen Kontakte weggebrochen sind, zum Teil weil die Symptomatik dagegenspricht. Der gemeinsame Alkohol- und Drogenkonsum, der ja oft eine nicht geringe Rolle bei diesen Aktivitäten spielt, ist dann das, »was noch geht«.

Hinzu kommt eine Ambivalenz den Antipsychotika gegenüber. Auch diese ist sehr tief greifend. Auf der einen Seite stehen so wichtige Gründe wie die Abhängigkeit von einem Medikament, erlebte Wesensveränderungen und starke Nebenwirkungen, auf der anderen Seite steht die Gefahr, die meist als sehr negativ empfundene Psychose erneut durchleben zu müssen. Dass einem Menschen die Abwägung zwischen diesen beiden Möglichkeiten immer wieder schwerfällt, ist nachvollziehbar.

Für den einen oder anderen Klienten stellt sich zudem die Frage, ob ein risikoloses Leben nicht gleichbedeutend ist mit einem »armen« Leben. Ob man nicht auch mit den Medikamenten ein gewisses Risiko eingehen sollte, um ein interessanteres Leben zu führen. Es ist für Helfende sinnvoll, diese Klienten aus ihrem Schwarz-Weiß-Denken herauszuführen. Es geht vielleicht eher darum, sich nicht zu sehr mit dem aufzuhalten, was *nicht* geht, sondern sich auf die Suche nach Alternativen zu begeben. So ist es vielleicht nicht mehr möglich, in Klubs zu gehen, in denen Drogenkonsum allgegenwärtig ist, was ein zu hohes Rückfallrisiko bedeuten würde; es werden jedoch auch Cleanpartys angeboten, bei denen zwar Alkohol und Drogen tabu sind, die jedoch, wie uns unsere Klienten berichten, gleichwohl nicht weniger Spaß machen.

> Rückfälle, Seiten 63, 115 f.

Mit den »jungen Wilden« sollte erarbeitet werden, dass ein risikoärmeres Leben nicht gleichbedeutend ist mit einem langweiligen Leben.

Wechselwirkungen zwischen Medikamenten und Cannabis

Medikamente gegen Sucht gibt es nicht. Es gibt einige Medikamente, die leicht gegen die Entzugssymptome wirken und die deshalb zur Unterstützung der Abstinenzentwicklung verschrieben werden. Bei Menschen, die Probleme mit Cannabis haben, kommt dies aber nur sehr selten vor. Viel relevanter ist der Umgang mit Psychopharmaka, mit deren eventueller Notwendigkeit sowie mit den Risiken und möglichen Wechselwirkungen beim Cannabiskonsum.

PSYCHOPHARMAKA Aufseiten der Betroffenen gibt es viele Vorbehalte gegenüber Psychopharmaka. Wir führen immer wieder Gespräche mit Klientinnen und Klienten, die die Einnahme von Medikamenten strikt ablehnen, gleichzeitig jedoch völlig freiwillig psychoaktive Substanzen einnehmen, teilweise chemisch hergestellte, aber auch – wie bei den Benzodiazepinen, beim Ketamin oder bei Methylphenidat – explizit Medikamente. Dies kann und sollte in Gesprächen thematisiert werden, macht aber nur einen geringen Teil des Problems aus.

Grundsätzlich ist jede Einnahme von Medikamenten ein starker Eingriff in den Stoffwechsel. Manche Menschen stehen deshalb schon der Einnahme von Kopfschmerztabletten ablehnend gegenüber, andere hingegen haben mit der medikamentösen Therapie ihrer Erkrankungen weniger Probleme oder nehmen sie als notwendig hin. Bei Psychopharmaka sind die Vorbehalte jedoch besonders groß, da sie tendenziell als »wesensverändernd« wahrgenommen werden. Die meisten Menschen akzeptieren zwar, dass ein Medikament Einfluss auf ihren Blutzuckerspiegel nimmt und diesen reguliert, was auch einen Eingriff in ihre Autonomie darstellt, aber ein Einfluss auf ihre Stimmung, ihr Denken oder ihre

Wahrnehmung ist für viele sehr beängstigend. Hinzu kommen die ungewollten Nebenwirkungen, gegen die dann teilweise ein weiteres Medikament eingesetzt wird.

Trotzdem können Symptome so schwer sein, dass der Einsatz von Medikamenten notwendig wird. Die verschriebenen Psychopharmaka sind vorrangig Antidepressiva und Antipsychotika (Neuroleptika). Drei Aspekte sind bei den direkten Wechselwirkungen zwischen Cannabis und Psychopharmaka relevant:

- der Versuch, die Medikamente durch Cannabis zu ersetzen,
- der Einsatz von Cannabis zur Linderung der Nebenwirkungen sowie
- der Einfluss von Cannabis auf die Wirkung der Medikamente.

Der Wunsch, Medikamente durch etwas zu ersetzen, dessen Wirkung man zumindest in der ersten Zeit als angenehm empfindet und was darüber hinaus keine »böse Chemie« ist, ist sehr verständlich. In den seltensten Fällen wird ein solcher Ersatz allerdings wirklich gelingen. In der Regel werden die Symptome nur verschleiert, bleiben aber weiter vorhanden. In jenen Fällen, in denen es zu einer tasächlichen Selbstmedikation kommt, das heißt die Symptome wirklich verringert oder gar beseitigt werden, ist darüber hinaus meist ungeklärt, ob wirklich das THC oder eher das Cannabidiol für diese Wirkung verantwortlich ist. Insofern wäre auch in diesen Fällen eher ein cannabishaltiges Medikament ratsam und nicht das Kiffen von handelsüblichem Cannabis mit einem hochgezüchteten THC-Anteil.

Einen durchaus positiven Aspekt kann Cannabis bei der *Linderung der Nebenwirkungen* haben, und zwar gilt dies für beide Stoffgruppen, also Antidepressiva und Antipsychotika. Die am häufigsten beklagten Nebenwirkungen sind: Gewichtszunahme, Müdigkeit, Antriebslosigkeit, das Gefühl, ein »Zombie« zu sein, Anhedonie, das heißt die Unfähigkeit, Freude zu empfinden, sowie extrapyramidale, neurologische Störungen. Das Cannabis kann keinen lindernden Effekt auf diese Symptome bewirken, die subjektiv empfundene Linderung liegt eher auf einer anderen Ebene: Durch die abschirmende und entspannende Wirkung macht der Cannabiskonsum die Nebenwirkungen erträglicher. Sie treten in den Hintergrund und können besser verdrängt werden. Hinzu kommt, dass die am Anfang empfundene Stimmungssteigerung und der gemeinsame Konsum in der Gruppe als Gegengewicht zur Anhedonie empfunden werden.

Was den Einfluss des Cannabis auf die *Wirkung der Medikamente* selbst betrifft, so ist evident, dass eine Substanz, die wie Cannabis den Dopaminspiegel im Gehirn erhöht, ein direkter Gegenspieler jener Substanz ist, die explizit – wie die Antipsychotika – dazu verabreicht werden, den Dopaminspiegel im Gehirn zu kontrollieren. Ebenso kann die Wirkung des Cannabis, nämlich mittel- und langfristig den Serotoninspiegel zu senken, sich ausschließlich negativ auswirken, wenn das Medikament – wie viele Antidepressiva – darauf ausgelegt ist, genau diesen Spiegel zu erhöhen.

> Dopamin und Serotonin, Seiten 13, 31 f., 58 f.

Cannabis senkt die Wirkung von Antidepressiva ebenso wie von Antipsychotika.

Umgekehrt ist natürlich auch damit zu rechnen, dass die Medikamente aufgrund ihres entgegengesetzten Effekts die Wirkung des Cannabis einschränken, was wiederum zu dem Impuls führen kann, den Konsum zu erhöhen, um die erwünschte Wirkung zu erreichen.

Eine in der Praxis teilweise umstrittene Frage ist, ob man einem Klienten, der rückfällig geworden ist, Medikamente geben soll oder nicht. Letztlich ist diese Entscheidung natürlich in Absprache mit dem behandelnden Arzt zu treffen, zwei Punkte sollten allerdings unbedingt beachtet werden: Zunächst einmal ist die Methode des Medikamentenentzugs *als pädagogisches Mittel* völlig ungeeignet. Die Regelmäßigkeit der Einnahme ist immens wichtig für die Wirkung der Substanzen – ein verlässliches Verhaltensmuster bei der Medikation sollte den Klienten unbedingt vermittelt werden. Daran vonseiten der Betreuer Zweifel aufkommen zu lassen kann großen Schaden auch bei der Medikamentencompliance hinterlassen.

> Compliance, Seiten 103 f., 119

Darüber hinaus aber gibt es auch auf der *neurophysiologischen Ebene* gute Argumente dafür, einem Klienten die Medikamente nicht zu verweigern, auch wenn er rückfällig geworden ist. Der Konsum von Cannabis führt zur verstärkten Ausschüttung von Dopamin und damit zu einer deutlichen Gefährdung eines erneuten Ausbruchs einer Psychose bzw. der Verschlechterung bestehender psychotischer Symptome. Diese Gefahr wird noch verstärkt durch den Entzug der Medikamente, die gerade dazu gedacht sind, den Dopaminüberschuss entgegenzuwirken. Da auch hier der oben beschriebene Grundsatz gilt, dass unser Gehirn immer bemüht ist, ein Gleichgewicht herzustellen, sind die Dopaminrezeptoren zudem als Folge der Antipsychotika deutlich empfindlicher.

Aus pädagogischen Gründen bei einem Rückfall keine Medikamente zu geben kann zu einer mehrfach erhöhten Gefährdung führen: Eine verstärkte Ausschüttung von Dopamin trifft auf ungeschützte und empfindlichere Rezeptoren.

Die Rolle der Helferinnen und Helfer

In der psychiatrischen Arbeit werden wir jeden Tag vor neue Situationen gestellt, auf die wir individuell zugunsten der Klientinnen und Klienten reagieren müssen. Auf der einen Seite macht es unsere Arbeit so interessant und abwechslungsreich, auf der anderen schließt sich jede Art von »Bedienungsanleitung« aus, zu individuell sind die Biografien.

Dies bedeutet jedoch nicht, dass wir in jeder neuen Situation auf uns allein gestellt sind. Zum einen gibt es grundsätzliche Haltungen, die wir uns erarbeiten können und die uns eine Stütze in der täglichen Arbeit geben können. Zum anderen gibt es auch viele Gemeinsamkeiten in den Rahmenbedingungen und erprobte Handlungsmöglichkeiten, auf die wir zurückgreifen können. Beides soll hier vorgestellt werden.

Wenden wir uns zunächst jedoch einem Thema zu, das wir mit unseren Klienten und Klientinnen gemein haben.

Ambivalenz aushalten lernen

Eine Beobachtung, die bei uns Betreuenden im Kontakt mit Doppeldiagnoseklienten auffällt, ist, dass auch bei uns durchaus Ambivalenzen deutlich werden, die über das weiter oben schon beschriebene »Jeder Mensch ist fast immer ambivalent« hinausgehen.

Wenn einem das mögliche Zusammenwirken von Cannabiskonsum und Psychose bewusst ist, so ergibt sich daraus – und zwar eigentlich noch mehr als bei anderen Betreuten –, daran zu arbeiten, diesen Konsum zu reduzieren, bestenfalls ganz einzustellen. Wir fühlen eine Verantwortung dafür, unsere Klienten darüber aufzuklären, dass sie möglicherweise mit einem weiteren Konsum »Öl ins Feuer gießen«, und im Zweifelsfall auch gegen deren Willen eine Abstinenz durch pädagogische Maßnahmen und Sanktionen durchzusetzen.

Allerdings sehen wir auch, wie sehr unsere Klientinnen und Klienten unter der Restsymptomatik und den Nebenwirkungen der Medikamente leiden, und haben von daher Verständnis für ihren Versuch, dieses Leiden wenn schon nicht zu beseitigen, dann wenigstens erträglicher zu gestalten. Auch wenn uns bewusst ist, dass es sich um kurzfristige Wirkungen handelt, fällt es schwerer als bei anderen Klienten, ihnen dieses »Hilfsmittel« zu untersagen.

Der bereits geschilderte Umstand, dass Drogenkonsum teilweise subjektiv als die einzige Möglichkeit empfunden wird, ein wenig Spaß in das sonst so triste Leben mit seinen Anforderungen zu bringen, geht oft auch nicht ohne Wirkung an uns vorbei. Auch hier ist es nicht möglich, die Ambivalenz so aufzulösen, sodass nur noch eine Seite übrig bliebe. Wichtig ist in erster Linie, sich dieser Ambivalenz bewusst zu sein und zu wissen, dass unser Handeln mehr oder weniger von beiden Seiten mitbestimmt ist.

Ebenso wichtig ist es, sich der Faktoren bewusst zu werden, die unsere Sicht auf die Problematik mitbestimmen. Einen nicht unerheblichen Einfluss auf unser Denken und Handeln haben zudem natürlich unsere eigenen Erfahrungen mit Alkohol und Drogen. Nur die wenigsten Helfenden werden in ihrem Leben noch nie Alkohol konsumiert haben, und von denen, die über Erfahrungen verfügen, werden wiederum die meisten ein unproblematisches Konsummuster entwickelt haben.

Auch wenn die Erfahrungen mit Cannabis nicht ganz so weit verbreitet sind wie jene mit Alkohol, so werden die meisten Helfenden entweder eigene Erfahrungen des Konsums haben oder zumindest im engeren Umfeld Menschen kennen, die schon mehr oder weniger häufig Cannabis konsumiert haben. Auch hier gilt, dass der Konsum oft unproblematisch und meist auf die Zeit als Jugendlicher und junger Erwachsener begrenzt ist.

GEFAHRENABSCHÄTZUNG Diese eigenen Erfahrungen können dabei helfen, die von uns Betreuten besser zu verstehen, sie bergen aber auch Gefahren. Eben gerade weil wir in unserem Alltag eher mit Menschen zu tun haben, deren Konsum unproblematisch ist, müssen wir uns davor in Acht nehmen, mögliche Gefahren des Konsums zu unterschätzen. Auch wenn unsere Erfahrungen zeigen, dass es möglich ist, die Kontrolle über den Konsum der Substanzen zu behalten, dürfen wir dies nicht verallgemeinern. Oft ist es vielleicht gerade so, dass Menschen, die ein unproblematisches Konsummuster entwickelt haben, das Glück hatten, in Zeiten konsumiert zu haben, in denen sie nicht in einer Situation gewesen sind, in der sich Alkohol oder Cannabis als »Problemlöser« angeboten haben.

Unterstützt wird die Gefahr der Unterschätzung oder Verharmlosung auch vom öffentlichen Blick auf Drogen. Über lange Jahre galten insbesondere Alkohol und Cannabis als »weiche« Drogen. Dies darf jedoch nicht darüber hinwegtäuschen, dass auch weiche Drogen in Bezug auf Menge, Dauer und Frequenz in einer Weise konsumiert werden können, die keinesfalls mehr als »weich« zu bezeichnen ist. Aus diesem Grund spricht man heute nicht mehr von weichen oder harten Drogen, sondern von weichen oder harten *Konsummustern.*

Aus diesen persönlichen Erfahrungen kann resultieren, die Gefahr einer Suchtentwicklung zu gering einzuschätzen, aber auch, Sucht als Krankheit nicht ernst genug zu nehmen. Dies gilt bei Cannabis sogar noch mehr als beim Alkohol, da das Wissen über die Suchtgefahr des Alkohols gesellschaftlich weiter verbreitet ist, als dies beim Cannabis der Fall ist.

An dieser Stelle ist es sehr hilfreich, den Wortsinn des Begriffs der Doppeldiagnose zu betonen: Die Betroffenen leiden eben unter *zwei* Krankheiten, die auch beide in der gleichen Art und Weise ernst zu nehmen sind.

> Doppeldiagnosen, Seiten 94 f.

Leider ist in der Gesellschaft die Meinung weit verbreitet, Sucht sei eine persönliche Schwäche, die die Betroffenen in den Griff bekommen müssten, wenn sie sich nur richtig anstrengen würden. Helferinnen und Helfer müssen darauf achten, bei Doppeldiagnoseklienten keine Abstufung vorzunehmen, in der die psychische Erkrankung als die wirkliche Erkrankung angesehen wird, die Sucht hingegen eher als »Charakterschwäche«. Dies wird nicht nur den Betroffenen nicht gerecht, sondern behindert uns auch darin, angemessene Behandlungsformen zu finden.

Auch die Helfenden sind in ihrem Handeln von Ambivalenzen und (zu hinterfragenden) Vorannahmen mitbestimmt.

Nicht allen Menschen, die sich dafür entscheiden, im psychiatrischen Bereich zu arbeiten (außerhalb von Suchteinrichtungen), ist bewusst, dass sie es in diesem Tätigkeitsfeld zunehmend mit Menschen zu tun bekommen, die ein missbräuchliches oder süchtiges Konsumverhalten zeigen. Sie fühlen sich in der Regel dafür auch nicht ausreichend ausgebildet.

Die Bereitschaft, sich auf einen Personenkreis einzulassen, mit dem man in seiner Arbeit nicht unbedingt gerechnet hat und der die Arbeit häufig erheblich erschwert, ist im höchsten Sinne anerkennenswert. Dies gilt insbesondere, da es in diesem Bereich eigentlich immer auch darum geht, zu den Betreuten eine Beziehung aufzunehmen und in/mit genau dieser Beziehung zu arbeiten.

Compliance ist keine Einbahnstraße

Es gibt unterschiedliche Auffassungen darüber, was unter »Compliance« zu verstehen ist. Die Bedeutung reicht von »Einsicht« über »Mitarbeit« bis »Befolgung«. Je nachdem, zu welcher Übersetzung man neigt, kommt es zu unterschiedlichen Erwartungen an den Klienten.

Compliance spielt in der psychiatrischen Arbeit beinahe überall eine Rolle. Angefangen von der Medikamentencompliance über Fragen der Hausordnung oder Körperpflege bis hin zur Aufnahme einer Beschäftigung.

Immer gilt es, mit den Klienten und Klientinnen zu Übereinkünften zu kommen, in die sowohl die subjektiven Fähigkeiten und Wünsche der Betroffenen einfließen als auch Regeln und Notwendigkeiten, die die betreuende Einrichtung setzt.

Bei Menschen mit Doppeldiagnose kommt mit dem Suchtmittelkonsum ein weiteres »Compliancefeld« hinzu. Dieses erhält schon früh eine sehr hohe Bedeutung, da sich sehr schnell Wechselwirkungen mit anderen Compliance-Auseinandersetzungen ergeben:

- Cannabiskonsum bedeutet häufig einen Verstoß gegen die Hausordnung.
- Die Wechselwirkungen zwischen Medikamenten und Cannabis schränken möglicherweise die Medikamentencompliance ein.
- Häufig wird zumindest angenommen, dass Menschen, die regelmäßig Cannabis konsumieren, schwerer erreichbar sind für Maßnahmen wie Gruppenteilnahme oder Berufstätigkeit.

ADHERENCE Auf wissenschaftlicher Ebene und in der Fachliteratur ist an die Stelle von Compliance der Begriff »Adherence« getreten. Hierin soll sich die gestiegene Bedeutung der Zusammenarbeit von Betreuer und Klient bei der Entwicklung der Therapieziele und des Weges dorthin widerspiegeln. In der Praxis ist diese Begriffsveränderung jedoch noch wenig angekommen und es wird weiterhin der Begriff der Compliance mit all seiner Mehrdeutigkeit benutzt.

Leider wird Compliance viel zu oft nur als eine Anforderung an den Klienten verstanden und auch Probleme mit der Compliance allein diesem zugeschrieben. Auftretende Störungen können ihre Ursache jedoch nicht nur beim Klienten, sondern auch in der Anforderung an sich, beim Betreuer (bzw. der Institution) und insbesondere in der Beziehung zwischen Klient und Betreuer haben.

Sofern wir es mit Klientinnen und Klienten zu tun haben, die schon vor längerer Zeit erkrankt sind und möglicherweise schon viele Erfahrungen mit unterschiedlichen Behandlungsansätzen gesammelt haben, sollten wir sie als Fachleute mit ins Boot holen und nicht zu schnell lediglich Menschen in ihnen sehen, die nicht wissen, was gut für sie ist, oder gar durch mangelnde Kooperation mögliche Entwicklungen verhinderten. In unserer gemeinsamen Arbeit sind wir die Profis, sie aber die Expertinnen und Experten (ihrer selbst).

Compliance ist keine Einbahnstraße, sondern entwickelt sich in der Beziehung. In ihr muss etwas ausgehandelt werden, was für alle Beteiligten nachvollziehbar, annehmbar und machbar ist. Non-Compliance entsteht hingegen häufig durch Fremdbestimmung.

Selbstverständlich gibt es Situationen, in denen sich Klienten, wenn sie in den Einrichtungen betreut werden, an bestimmte institutionelle Vorgaben halten müssen. Es ist aber wichtig, dies dann auch so zu benennen und nicht etwa so zu tun, als würde der Klient einen *gemeinsam* festgelegten Plan nicht einhalten. Dies mag haarspalterisch klingen, es ist jedoch von hohem Wert, Auseinandersetzungen mit unseren Klientinnen und Klienten auf jenem Gebiet zu führen, auf dem sie sich abspielen, und sie nicht auf andere Konfliktfelder zu verschieben. Es ist dann wichtig, zu sagen, dass ein bestimmtes Verhalten nicht in Einklang mit der Hausordnung steht oder Mitklienten gefährdet, statt die Gründe im Wesen des einzelnen Klienten zu suchen. Das beseitigt zwar noch nicht den Konflikt, bringt uns aber in die Lage, ihn wirklich und lösungsorientiert anzugehen. Dies gilt umso mehr, wenn es sich um Klienten handelt, die aufgrund ihrer Erkrankung und/oder Vorerfahrungen Schwierigkeiten damit haben, Schein und Sein auseinanderzuhalten.

Was das heißen kann, zeigt sich am Beispiel von Svenja.

BEISPIEL

Svenja ist 31 Jahre alt, leidet an einer paranoiden Schizophrenie und lebt in einer therapeutischen Wohngemeinschaft. Psychotische Symptome traten bei ihr laut eigener Erinnerung und nach Schilderung ihrer Mutter schon mit 13 Jahren auf, wurden als solche aber nicht diagnostiziert. Etwa zur selben Zeit begann sie mit dem Kiffen. Sie wurde in der Schule immer auffälliger und auch die häuslichen Konflikte nahmen zu. Mit 17 Jahren kam sie das erste Mal in die Psychiatrie. Seitdem gab es diverse Aufenthalte, und zwar sowohl in der Psychiatrie als auch in stationären Suchthilfeeinrichtungen. Im Anschluss an die stationären Maßnahmen gelang ihr immer eine kurze Zeit der Abstinenz, sie fiel dann jedoch stets in ihr altes Konsummuster zurück. Auch in unserer ambulanten Einrichtung machte Svenja zwei Anläufe, konnte im Anschluss die Abstinenz jedoch ebenfalls nicht halten, konsumierte allerdings erheblich weniger als früher.

Svenja litt in ihren akut psychotischen Phasen sehr stark unter anklagenden und beleidigenden Stimmen. Zwar gab es auch freundliche und bestätigende Stimmen, diese wurden jedoch von den unangenehmen Stimmen überdeckt.

Seit ihrem 19. Lebensjahr nimmt sie Antipsychotika. Nachdem einige medikamentöse Varianten ausprobiert wurden, erhält sie seit einigen Jahren immer die gleichen Tabletten und fühlt sich gut eingestellt. Sie hat wenig Nebenwirkungen, und obwohl sie weiterhin Stimmen hört und auch in gewisser Weise paranoid bleibt, kann sie mit diesen Symptomen gut leben, und zwar deshalb, weil die »bösen« Stimmen vollständig verschwunden und nur die »guten« Stimmen übrig geblieben sind.

Svenja ist ein eher zurückhaltender Mensch, es fällt ihr schwer, Kontakt zu anderen Personen aufzunehmen. Diese Eigenschaft wurde durch die Psychose und den Cannabiskonsum noch verstärkt. Schon in der Schule waren ihre Bekannten eher »Kifferkumpel«. Mit Ausnahme eines guten Freundes ist das auch heute noch so.

Der Cannabiskonsum hat für sie zwei Funktionen, die sie subjektiv als Vorteil empfindet: Zum einen erleichtert es ihr die Kontaktaufnahme, da sie zum Konsum mit anderen zusammenkommt. Zum anderen macht ihr der Konsum die daneben vorherrschende Vereinzelung und Isolation erträglicher.

Der Zusammenhang zwischen ihrem Cannabiskonsum und den weiterhin bestehenden psychotischen Symptomen ist Svenja durchaus bewusst. Da bei ihr inzwischen jedoch ausschließlich die guten Stimmen übrig geblieben sind, betrachtet sie auch dies eher als Vorteil. In ihrem paranoiden Gedankengebäude, in dem es um abstrakte Verschwörungstheorien geht, findet sie sich gut zurecht, es fällt nach außen kaum auf und bedeutet subjektiv keinen Nachteil für sie. Da sie sich medikamentös gut eingestellt fühlt und nicht unter starken Nebenwirkungen leidet, bietet auch die Aussicht, durch eine Abstinenz die Medikamentendosis zu reduzieren, für sie keinen Anreiz.

Ihr größtes Problem besteht darin, dass sie mit ihrem Cannabiskonsum immer wieder gegen die Regeln der sie betreuenden Einrichtung verstößt.

In der Regel würde man hier davon sprechen, dass sich Svenja in Bezug auf den Cannabiskonsum als non-compliant zeigt. Schaut man jedoch genauer hin, so sieht man, dass sie subjektiv keinen Grund hat, ihren Cannabiskonsum einzuschränken. Es geht also auch nicht darum, an der Einsicht zu arbeiten, dass eine Abstinenz für sie besser wäre. Das Problem liegt nicht in Svenja, sondern zwischen Svenja und der sie betreuenden Einrichtung. Von hier aus also müssen ihre verbliebenen Schwierigkeiten mit der Einrichtung angegangen werden.

Natürlich hat jede Einrichtung Regeln, und wenn es auch zweckmäßig erscheint, diese immer mal wieder auf ihre Sinnhaftigkeit zu überprüfen, können sie nicht immer an alle Klienten und Klientinnen angepasst, für sie verändert oder über Gebühr »zurechtgebogen« werden. Gerade die Gefahr eines konsumierenden Klienten für um Abstinenz bemühte Mitbetreute zeigt dies ganz deutlich. Hier besteht eine »Ansteckungsgefahr«, vor der wir Helfenden die anderen Klienten natürlich schützen möchten und müssen.

Im Fall von Svenja heißt dies deshalb auch keinesfalls, dass sich die Einrichtung mit ihrem Cannabiskonsum abfinden muss. Vielmehr muss es in der Auseinandersetzung mit ihr darum gehen, ob sie bereit ist, den Konsum einzustellen, um in der Einrichtung zu bleiben.

Der psychische Konflikt von Svenja wird somit ins soziale Geschehen verlagert, dahin also, wo er durchaus gelöst werden kann. Vielleicht finden sich Möglichkeiten in der Einrichtung oder vielleicht muss für Svenja eine andere Einrichtung gefunden werden. Womöglich ist sie aber auch bereit, doch noch ein abstinentes Leben zu versuchen, wenn sie damit nicht gleichzeitig eingestehen muss, dass dies »besser« für sie ist, sondern weil sie, will sie in der Einrichtung bleiben, einfach die Regeln des Zusammenlebens befolgen muss.

Abstinenz in psychiatrischen Einrichtungen

Meist gibt es in den Einrichtungen mehr oder weniger klare Regeln zur Abstinenz. Es existieren jene, die einen Konsum erlauben, und andere, in denen jeglicher Konsum das sofortige Ende der Betreuung bedeutet. Im weitaus größten Teil wird jedoch um das richtige Umgehen mit dem Abstinenzgebot gerungen.

Im überwiegenden Teil der Einrichtungen ist der Konsum von Alkohol und Drogen in den Räumen der Einrichtung verboten und der Verstoß gegen diese Regel kann eine Abmahnung oder die Kündigung der Betreuung nach sich ziehen. Die Schwierigkeiten zeigen sich aber insbesondere dann, wenn die Klienten zum Konsum »vor die Tür« gehen, dem Gebot also Folge leisten, aber trotzdem weiterhin konsumieren und sich anschließend, natürlich unter akutem Drogeneinfluss, in der Einrichtung aufhalten, mit anderen Bewohnern oder Bewohnerinnen interagieren und sich kaum auf das therapeutische und pädagogische Angebot der Einrichtung einlassen.

Eine zweite Schwierigkeit zeigt sich darin, die angedrohte Sanktion durchzuhalten. Konsequenz ist nicht immer möglich, manchmal vielleicht auch nicht ratsam, sei es aus der Überzeugung, dass trotz Verstoß gegen die Regeln die Beziehung so gut ist, dass man weiter zusammenarbeiten kann/sollte, sei es, weil gar keine adäquate Einrichtung (so schnell) gefunden werden kann, die den Klienten aufnehmen könnte, oder vielleicht aus ökonomischen Zwängen der Einrichtung heraus.

BETREUUNGSVERTRAG Manche Einrichtungen haben die Abstinenz insgesamt in ihren Betreuungsvertrag aufgenommen. Hierdurch haben sie zwar nicht das Problem, dass ihre Klienten außerhalb konsumieren und in der Einrichtung unter Drogeneinfluss stehen, die Probleme jedoch, ob und wann gegebenenfalls Sanktionen ausgesprochen werden, bleiben bestehen.

Grundsätzlich ist der Abschluss eines Behandlungsvertrages eine sehr gute Sache. Man ist bei der Erstellung in der Lage, gemeinsam mit dem Klienten Ziele zu erarbeiten und diese im Vertrag festzuhalten. Es ist aber wichtig, diese nicht mit Dingen zu vermischen, die nicht wirklich mit dem Klienten ausgehandelt worden sind, sondern allein von der Einrichtung *gesetzt* werden.

Es kann die Zusammenarbeit erheblich vereinfachen, diese beiden Ebenen wirklich zu trennen, und zwar in einen Teil, der dann je nach Betreuungsart eher die Form einer Hausordnung hat, und einen anderen, der das widerspiegelt, was individuell *gemeinsam* mit dem Klienten vereinbart wurde. Es geht dabei um Klarheit und Transparenz, damit zwischen gemeinsam Entschiedenem und institutionell Gesetztem differenziert werden kann. Dies ist nicht nur eindeutiger und einfacher für die Klientinnen und Klienten, sondern setzt auch die Betreuenden in die Lage, sich weiter auf gemeinsam Entschiedenes zum Behandlungsverlauf zu berufen, auch wenn man sich möglicherweise gerade im Streit um die Hausordnung befindet.

Klienten haben oft ein hohes Interesse daran, in eine Einrichtung aufgenommen zu werden, wenn der Leidensdruck erst einmal hoch genug ist.

Viele von ihnen unterschreiben dann auch fast alles, was wir ihnen vorlegen – nur bei einer ungewollten Unterbringung stellen sich natürlich andere Fragen. Negativ ausgedrückt bedeutet dies, dass sich die Klienten in einer abhängigen Position befinden, von der aus sie möglicherweise Vereinbarungen zustimmen, hinter denen sie nicht stehen. Positiv ausgedrückt heißt das, dass sowohl Betreuer als auch Klient zumindest schon mal ein gemeinsames Ziel haben, nämlich die Aufnahme bzw. den Verbleib in der Einrichtung. Hier lässt sich immer ansetzen, denn wer bleiben will, ist verhandlungsbereit.

Eine hohe Anzahl von Klientinnen und Klienten ist bereits erfahren im Umgang mit Betreuern. Sie wissen, was von ihnen verlangt wird, und reagieren entsprechend schnell auf die soziale Erwünschtheit. Wir sollten das nicht darauf reduzieren, jemand täte nur so, »als ob«. Vielmehr sollten wir davon ausgehen, dass sie diese Erwartungen durchaus erfüllen wollen, dass aber die Selbsteinschätzung, zu welchen Entwicklungen und Zielen sie in der Lage sind, durch diese Erwartungen mitbestimmt ist. Gleichzeitig scheitern sie aber oft daran, diese selbst gesetzten Ziele zu erreichen. Dies alles verstärkt die bei süchtigen Menschen sowieso schon hohe Ambivalenz.

Je nach psychiatrischer Erkrankung kommen zu diesen Problemen bei der Bestimmung gemeinsamer Ziele weitere charakteristische Schwierigkeiten hinzu, zum Beispiel die Antriebslosigkeit eines Depressiven oder die paranoide Verarbeitung eines Menschen während einer Psychose.

Trotz all dieser Schwierigkeiten halte ich eine Erarbeitung gemeinsamer Wege und Ziele sehr wohl für möglich und auch nötig. Die Beachtung und Einbeziehung der genannten Widrigkeiten machen diesen Prozess nur eben schwierig. Mit Rückschritten muss stets gerechnet werden. Hierfür brauchen psychiatrisch Tätige auch bei Cannabiskonsumenten eine hohe Gelassenheit.

Ein solch gemeinsamer Prozess zur Erarbeitung von Zielen bietet darüber hinaus eine gute Möglichkeit, viel mehr miteinander ins Gespräch zu kommen, sich besser kennenzulernen und zu verstehen. Dies ist der sinnvollste Weg, unseren Klientinnen und Klienten dabei zu helfen, einen Umgang mit Suchtmitteln zu finden, der am besten für sie ist.

Es gibt sehr viele gute Argumente dafür, beim Vorliegen einer psychischen Erkrankung den Konsum von Cannabis zu reduzieren oder ganz einzustellen. Letztlich gilt, dass wir, wenn wir die richtigen Argumente haben, einer Diskussion nicht aus dem Weg gehen müssen und, sofern wir nicht über die richtigen Argumente verfügen, vielleicht die eigene Position überprüfen sollten.

Auch bei Cannabiskonsumenten ist die Abstinenz ein Weg, der Rückschritte enthält, und nicht ein einmal erreichter Endzustand. Für die Rückschritte brauchen Helfenden Gelassenheit.

Die Einbeziehung von Angehörigen

Wenn wir unsere Arbeit mit den Betroffenen beginnen, so ist in der Regel schon eine beträchtliche Zeit vergangen, und die Probleme haben bereits die Beziehungen des Betroffenen zu anderen Menschen wie den Angehörigen und weiteren Bezugspersonen geprägt.

Über den krank machenden Einfluss von Familienstrukturen ist viel geschrieben worden. Insbesondere mit der Verbreitung familientherapeutischer Theorien (siehe etwa Bateson u.a. 2002) wurde diesem Zusammenhang – hier besonders in Bezug auf die »Schizophrenie« – viel Aufmerksamkeit geschenkt. Im Rahmen von Abhängigkeitserkrankungen führten diese Diskussionen sogar zum Ausdruck »toxische Familien«.

Der negative Einfluss von Familiendynamiken auf die Entstehung und Aufrechterhaltung psychischer Krankheiten ist selbstverständlich gar nicht von der Hand zu weisen. Welche sozialen Bedingungen sollten eine Rolle spielen als jene, in denen die Betroffenen leben? Leider kommt in der Diskussion aber manchmal die große Leistung von Angehörigen in der Betreuung psychisch erkrankter Menschen zu kurz und man beraubt sich zudem einer möglichen wichtigen Ressource, wenn sie ausgegrenzt werden.

Die Angehörigen, Freunde und nahen Bekannten sind jene Menschen, die meist schon über Jahre mit den Betroffenen gelebt haben, bevor diese mit professioneller Hilfe in Berührung kommen. Sie kennen diese Menschen und ihre Verhaltensweisen gut und mit der Symptomatik haben sie meist schon einen Umgang gefunden. Dies kann eine große Hilfe bedeuten, wenn die Betroffenen in unsere Betreuung kommen. Darüber hinaus können sie eine wichtige Funktion dabei übernehmen, Frühsymptome für einen erneuten Ausbruch der psychischen Erkrankung zu erkennen, denn auch darin verfügen Angehörige über eine große Erfahrung.

Dies alles gilt verstärkt, wenn die Menschen nur temporär oder ambulant zu uns kommen, da sie dann einen großen Anteil ihrer Zeit weiterhin in ihrem üblichen Umfeld verbringen. Aber auch in einem vollstationären Setting können Angehörige sowohl bei der Aufnahme als auch im pädagogischen und therapeutischen Alltag eine wichtige Hilfe sein.

Gleichwohl können Angehörige einen wenig hilfreichen bis eskalierenden Einfluss auf die von uns Betreuten haben und sich im Alltag als »störend« erweisen. Es ist aber wichtig, genau hinzuschauen, in welchem Umfang dies bei jedem Einzelnen gilt und ob nicht doch eine für alle Beteiligten gewinnbringende Zusammenarbeit möglich ist. Möglicherweise gilt es auch hier, Ambivalenzen auszuhalten.

PUBERTÄT Auch in Bezug auf Cannabisklienten spielen Angehörige eine besondere Rolle, und dies insbesondere dann, wenn es sich um junge Klienten und Klientinnen handelt. Pubertät bzw. Adoleszenz ist jene Lebensphase, in der die Eltern es schaffen müssen, ihren Kindern gleichzeitig einen sicheren Rückhalt zu bieten und ihnen trotzdem die Möglichkeit zur Entwicklung vollständiger Autonomie zu geben. Sie müssen es in dieser Phase aushalten, als antiquiert, peinlich und eigentlich unwichtig angesehen zu werden, und trotzdem weiterhin zugewandt und mit offenen Armen jederzeit zu einem gewünschten Rückhalt bereit zu bleiben. Gleichzeitig müssten Jugendliche mit ihren (nicht nur in diesem Bereich) tendenziell widersprüchlichen Wünschen und Gefühlen, aber auch mit ihren durch die schwierige Situation teilweise überforderten Eltern umgehen.

Oft ist es nun genau dieses Alter, in dem bei Jugendlichen ein regelmäßiger Cannabiskonsum einsetzt. Dies ist, wie oben angeführt, nicht zufällig so. Neben Bedingungen wie Bedeutung der Peergruppe, erhöhte Risikobereitschaft oder die Attraktivität der »rebellischen Kifferidentität« sind es eben oft auch die Schwierigkeiten bei der Bewältigung der Pubertät, die den Cannabiskonsum als Lösungsmöglichkeit erscheinen lassen. Gleichzeitig ergeben sich durch den Cannabiskonsum neue Schwierigkeiten sowohl mit der eigenen Person als auch mit den Eltern.

Bei der Bewältigung der Pubertät handelt es sich natürlich auch um eine Entwicklungsnotwendigkeit. Regelmäßiger Cannabiskonsum jedoch führt zur Stagnation von Entwicklung, die Lösung der pubertären Konflikte bleibt tendenziell ungelöst.

Für unseren Alltag mit jungen Konsumierenden oder Doppeldiagnoseklienten hat dies zwei Auswirkungen: Zum einen wird es in vielen Fällen in der Beziehung zwischen Klient und Betreuer eine nachträgliche Bearbeitung pubertärer Konflikte geben, was die Beziehung natürlich nicht einfacher macht. Zum anderen belasten die ungelösten Konflikte häufig die Beziehungen zwischen den Klienten und ihren Angehörigen. Dies macht es schwieriger, auf diese als Ressourcen zurückzugreifen.

Das sollte uns jedoch nicht von der Einbeziehung der Angehörigen in unsere Arbeit abhalten. Auch wenn die Beziehung teilweise belastet ist, so zeigt sich in der Arbeit mit Familien immer wieder, welche *positive* Bedeutung diesen zukommt. Möglicherweise müssen die Angehörigen (zum Beispiel in Angehörigengruppen) dabei unterstützt werden, ihrerseits adäquat mit der schwierigen Situation umzugehen. Gelingt ihnen das, so wird immer wieder deutlich, welchen immensen Einfluss insbesondere die Eltern auf ihre (fast) erwachsenen Kinder haben.

Warum ist dies so? Leider kommt, insbesondere bei einer problematisch abgelaufenen Pubertät, die Seite des Wunsches nach Gehaltenwerden und Unterstützung der Jugendlichen durch ihre Angehörigen zunehmend aus dem Blick, und dies bei allen Beteiligten: bei den Jugendlichen und jungen Erwachsenen, die nur noch die Ablehnung in sich spüren und aus einer verstärkten Autonomiebestrebung heraus solche Wünsche und Gefühle gar nicht mehr zulassen können. Aber auch aufseiten der mit der Situation überforderten und sich permanent abgelehnt fühlenden Angehörigen. Diese Atmosphäre findet auf der Seite jener Helfenden einen Nachklang, die mit einer völlig verfahrenen Beziehungsgeschichte konfrontiert werden.

Einen Versuch, diesen verschütteten Teil der Beziehung wieder zum Vorschein zu bringen, ist es in jedem Fall wert. Ein guter Kontakt zwischen Klienten und ihren Angehörigen, die ja häufig die Einzigen sind, die einen wenn auch manchmal schwierigen, aber kontinuierlichen Kontakt mit den Klienten haben, ist schon ein Mehrwert an sich. Darüber hinaus bietet er aber eben auch die Möglichkeit, dass die Angehörigen Einfluss auf den Klienten und den Cannabiskonsum nehmen können.

BEISPIEL

Klemens ist 23 Jahre alt, als er in die Therapie kommt. Er hat einen zehnjährigen Cannabiskonsum hinter sich und steht gerade davor, das zweite Studium abbrechen zu müssen, da er es nicht schafft, regelmäßig an den Vorlesungen teilzunehmen und mit den Prüfungen deutlich zurückliegt.

Er selbst, aber auch seine Eltern halten den Cannabiskonsum für den entscheidenden Faktor für diese Entwicklung. Nach erreichter Cannabisabstinenz wird jedoch sehr schnell deutlich, dass sich hinter dieser auch eine Depression und ein ausgeprägtes ADHS »versteckt« hatten.

Eine medikamentöse Behandlung dieser Erkrankungen lehnt Klemens ab. Obwohl er in der Therapie recht gut vorankommt und erste Erfolge erzielen kann, kommt es immer wieder zu Rückfällen mit Cannabis oder heftigem Alkoholkonsum.

Während er zu Beginn seine Kindheit und Jugend als schön und sehr behütet beschreibt, wird im Laufe der Therapie der Zusammenhang zwischen seinem Verhältnis zu den Eltern und seinen Erkrankungen immer deutlicher: Klemens kommt aus einem sehr gut situierten Elternhaus. Sein Vater ist erfolgreich selbstständig tätig, seine

Mutter arbeitet als Verkäuferin in einer Boutique. Die Eltern unterstützen Klemens auch finanziell, sodass er neben dem Studium nicht arbeiten gehen muss. Bei den regelmäßigen Besuchen kommt es immer wieder aus scheinbar nichtigen Anlässen zu heftigen Streits, insbesondere zwischen Vater und Sohn.
Nachdem Klemens sich während der Therapie quasi die »Erlaubnis« gegeben hat, sich seine Herkunftsfamilie kritischer anzusehen als bisher, werden bestimmte Konstellationen klarer: Bei den »nichtigen Anlässen« handelt es sich fast immer um Auseinandersetzungen über zwei Themenbereiche, nämlich die mangelnde Erfüllung der väterlichen Erwartungen durch Klemens und das ständige Gefühl von diesem, dass sein Vater ihn nicht versteht. Aber auch die Rolle der Mutter wird deutlich, die immer versucht hatte, zwischen den beiden zu vermitteln und die mangelnde Aufmerksamkeit und Wertschätzung des Vaters für Klemens durch eigene Aufmerksamkeit und Wertschätzung zumindest auszugleichen.
An dieser Stelle könnte es als die richtige Strategie erscheinen, Klemens dabei zu begleiten, sowohl emotional als auch räumlich mehr Abstand zu seinen Eltern herzustellen, da diese doch offensichtlich einen negativen Einfluss auf die Genese und die Aufrechterhaltung seiner Krankheiten haben. In vielen Fällen ist dies sicher auch der richtige Weg. Glücklicherweise waren im Fall von Klemens die Eltern zur Mitarbeit bereit. Im Rahmen von beratenden Bezugspersonengesprächen wurde es so möglich, grundlegende Dinge, die der Entwicklung von Klemens im Wege standen, zu bearbeiten.
Beim Vater konnte eine Sensibilisierung sowohl für die Erkrankung seines Sohnes als auch für die Dynamik ihrer Beziehung erreicht werden. Es fiel ihm nun leichter, ein Verständnis für die besondere Lage von Klemens zu entwickeln. Parallel hierzu konnte mit der Mutter besprochen werden, inwieweit ihre beschützende Haltung ihren Sohn an einer selbstständigen Entwicklung hindert. Interes-

santerweise stellte sich heraus, dass auch bei der Mutter ein ADHS vorlag, das zwar auf der einen Seite ein großes Verständnis für das Verhalten von Klemens zur Folge hatte, auf der anderen aber auch einer gelungenen Ablösung im Wege stand.

Darüber hinaus wurde deutlich, dass Klemens in seiner strikten Weigerung, sich auf ein Medikament einzulassen, den »Auftrag« seiner sehr medikamentenkritischen Eltern erfüllte.

Das bei allen Beteiligten gewachsene Miteinander und das gestiegene Bewusstsein von den Zusammenhängen hatten vielfältige positive Auswirkungen auf die Entwicklung von Klemens. Er brauchte nicht mehr durch negatives Verhalten für die Aufmerksamkeit seines Vaters zu sorgen, da er sich nun dieser und auch der zunehmenden Wertschätzung des Vaters sicherer war. Im weiteren Verlauf konnte sein Vater ihm angemessene Unterstützung geben. Die Mutter konnte ihn besser loslassen und eigene Entwicklungen zulassen, auch wenn diese ihren Sohn von ihr entfernten. Gemeinsam konnten sie sich über ihr jeweiliges Umgehen mit ihrem ADHS austauschen.

Hinzu kam, dass Klemens eine medikamentöse Therapie für einen begrenzten Zeitraum zulassen konnte, was ihm zusätzliche Stabilität brachte.

Auf diese Weise konnte Klemens einen Weg gehen, der ihn über eine Annäherung an die Eltern zu einem adäquateren Ablösungsprozess führte. Seine Eltern wurden von ihm nun eher als helfende und ihn unterstützende Personen wahrgenommen. Auch wenn es aufgrund der Komplexität seiner Erkrankungen nicht zu erwarten ist, dass seine Entwicklung immer gradlinig positiv verlaufen wird, so ist doch davon auszugehen, dass Klemens seinen Weg nun erheblich weniger mühevoll und sogar erfolgreich gehen wird.

Bezugspersonen können einen großen Anteil an der Entwicklung und Aufrechterhaltung psychischer Probleme haben. Sie können aber auch eine wichtige Ressource bei der Linderung oder Überwindung dieser sein. Beide Anteile herauszufinden sollten Helfende sich bemühen.

Vorschläge für konkretes Handeln im Umgang mit den Klientinnen und Klienten

Motivierende Gesprächsführung als unterstützende Haltung

Es ist die erste und wichtigste Voraussetzung, um mit den Klientinnen und Klienten an ihrer Veränderung arbeiten zu können, mit ihnen ins Gespräch zu kommen. Dabei stellt sich immer die Frage, wie dieses Gespräch strukturiert werden sollte, damit es die Entwicklung in eine günstige Richtung lenkt und lösungsorientiert verläuft.

Eine große Hilfe kann der Ansatz der Motivierenden Gesprächsführung sein, und das gilt ganz besonders für die noch jungen Cannabiskonsumenten. Hierbei handelt es sich um eine Methode, die ursprünglich für den Umgang mit süchtigen Menschen konzipiert worden ist. Inzwischen findet sie jedoch in weiteren Bereichen Anwendung. Auch in der psychiatrischen Versorgung wird der Ansatz immer häufiger eingesetzt. Neben der Überwindung alltäglicher Probleme, bei denen mangelnde Motivation eine Rolle spielt, ist auch die Entwicklung und Unterstützung von Medikamentencompliance zu nennen.

Es ist hier nicht möglich, die Motivierende Gesprächsführung (nach ihrem ursprünglichen Namen »Motivational Interviewing« allgemein MI genannt) umfassend darzustellen. Es gibt gute Literatur dazu (siehe etwa Miller & Rollnick 2015; Rosengren 2012; Kremer & Schulz 2020). Um die Methode wirklich gut anwenden zu können, empfiehlt sich eine entsprechende Fortbildung. Es gibt aber verschiedene Betrachtungen und Erkenntnisse, die sich unmittelbar anwenden lassen.

Das MI ist zu großen Teilen aus der Personenzentrierten Gesprächspsychotherapie hergeleitet. Deren drei Grundpfeiler Empathie, Wertschätzung und Echtheit sind auch für die Motivierende Gesprächsführung die Voraussetzungen für ein erfolgreiches Arbeiten. In einem wesentlichen Punkt weicht sie von dieser jedoch ab: Im Gegensatz zur Gesprächspsychotherapie beschreibt sich das MI als ein direktives Verfahren. Das bedeutet, dass der Betreuer sehr wohl ein gewisses Ziel vor Augen hat und diese Methode dazu benutzt, dieses Ziel mit dem Klienten zu erreichen.

Obwohl dies in unserer täglichen Arbeit, die Klienten zu bestimmten Dingen zu motivieren, ein guter Ansatz ist, muss hier davor gewarnt werden, MI quasi als Trickkiste zu nutzen. Ein Vorgehen wie »Wenn ich XY mache, dann wird der Klient mit Z darauf reagieren« wird nicht funktionieren. Das MI setzt beim Berater bestimmte, und zwar kooperative Einstellungen voraus, und genau diese Einstellungen sind es, die in unserem Zusammenhang hilfreich sein können.

Der Klient wird als Partner gesehen, mit dem man gemeinsam eine positive Veränderung in Gang setzen möchte. Das MI nutzt hierfür ein sehr hilfreiches und schönes Bild: Der Umgang zwischen Berater und Klient ist eher als ein Tanzen zu bezeichnen, die »Partner« versuchen, sich im Einklang zu bewegen und weniger einen Ringkampf zu führen, bei dem die »Gegner« jeweils versuchen, den anderen zu kontrollieren bzw. die Kontrolle nicht zu verlieren (Miller & Rollnick 2015).

Wichtig hierbei ist es, der Klientin unbedingte Wertschätzung entgegenzubringen. Dies bedeutet, sie in ihrer Gesamtheit als Person zu respektieren. Auf den ersten Blick erscheint das als selbstverständlich. Unbedingte Wertschätzung bedeutet allerdings auch, die Klientinnen und Klienten mit all ihren Gefühlen und den sich daraus ergebenden Handlungen zu respektieren. Natürlich müssen wir nicht mit allem einverstanden sein, was unsere Klienten denken, fühlen und tun. Unbedingte Wertschätzung bedeutet aber, sie als Menschen im Kontakt wertfrei und ohne Vorurteile anzunehmen, selbst wenn wir die Handlung an sich als nicht nachvollziehbar, problematisch oder gar abstoßend empfinden.

Neben der Personenzentrierten Gesprächspsychotherapie gibt es noch zwei weitere wichtige Grundlagen des MI. Zum einen das transtheoretische Modell nach James O. Prochaska und Carlo DiClemente (1983), dessen Stufen der Veränderung und Entwicklung später noch beschrieben und grafisch dargestellt werden, sowie die Selbstwirksamkeitstheorien nach Albert Bandura (Bandura 1977). Bei Letzterem geht es darum, das (Selbst-)Vertrauen in die eigene Leistungsfähigkeit der Personen zu stärken und damit deren Überzeugung zu unterstützen, einer Aufgabe oder Problembewältigung gewachsen zu sein.

Es zeigt sich nämlich in vielen Untersuchungen:

- Personen, die es für wahrscheinlich halten, dass sie sich verändern können, verändern sich eher.
- Personen, deren Berater es für wahrscheinlich halten, dass sie sich verändern können, verändern sich eher.
- Personen, von denen man nicht erwartet, dass sie sich verändern, verändern sich eher auch tatsächlich nicht.

> Stufen der Veränderung, Seiten 127, 130

Was können wir von den Grundprinzipien der Motivierenden Gesprächsführung für unseren alltäglichen Umgang mit Cannabiskonsumenten mitnehmen? Neben der weiter oben schon ausgeführten Kernaussage »Ambivalenz ist allgemein menschlich« gibt es eine weitere Aussage der MI, die uns durch unsere täglichen Erfahrungen auf den ersten Blick falsch oder zumindest weltfremd erscheint: »Es gibt keine unmotivierten Menschen.«

Alle Menschen sind zu irgendetwas motiviert. Auch ein Mensch, der den ganzen Tag auf dem Sofa verbringen und Kochshows sehen möchte, ist zu etwas motiviert, nämlich dazu, auf dem Sofa Kochshows anzuschauen.

Er ist nur eben nicht dazu motiviert, das zu tun, wovon wir überzeugt sind, dass es gut für ihn wäre. Wäre der Klient bereit, das zu tun, was die Betreuerin an ihn heranträgt, so gäbe es kein Problem. Ebenso wenig würde ein Dissens entstehen, wenn die Betreuerin den Klienten einfach auf dem Sofa sitzen lassen würde. Es zeigt sich also deutlich, dass ein Problem erst ab dem Moment entsteht, in dem mindestens zwei Menschen *unterschiedlicher* Meinung darüber sind, wozu einer von ihnen motiviert ist oder sein sollte. Damit verschiebt sich der Blickwinkel von einem einzelnen »unmotivierten« Menschen hin zur Beziehung zwischen Klient und Betreuerin.

Gleichwohl ist durch die veränderte Sichtweise das eigentliche Problem noch nicht gelöst. Durch den Blick darauf, dass die Schwierigkeit nicht im Klienten allein, sondern in der Beziehung zwischen beiden Beteiligten begründet ist, erweitert sich aber deutlich der Blick darauf, wie die Situation positiv verändert werden könnte. Anstatt nur auf einen Menschen zu schauen, der zu einer Veränderung gebracht werden muss, erweitern sich die Möglichkeiten um eine weitere Person, nämlich dem Betreuer, und all die Chancen, die in der Veränderung der Beziehung beider liegen (Setting, Kommunikation etc.).

WIDERSTAND In eine ähnliche Richtung geht der nächste Punkt: Häufig wird davon gesprochen, bestimmte Klienten seien besonders widerständig. Auch gilt Widerstand als typisches Kennzeichen bestimmter Krankheitsbilder (wie Suchterkrankungen). Beide Herangehensweisen übersehen, dass auch zur Entstehung von Widerstand immer mindestens zwei Personen notwendig sind. Es gibt keine per se widerständigen Menschen und keine per se widerständigen Krankheitsbilder. Vielmehr deutet das Auftreten von Widerstand beim Klienten immer auf Probleme in der Beziehung hin.

William R. Miller und Stephen Rollnick ergänzen aus diesem Grund den Begriff »Widerstand« um den Begriff der Dissonanz, und zwar in der Unterscheidung zur Konstanz. Sie nutzen hierbei das bereits angeführte schöne Bild, dass bei einer gut laufenden Kommunikation die Beteiligten eher miteinander tanzen. Es handelt sich um einen gemeinsamen Prozess, bei dem man schon mal aus dem Rhythmus kommen oder sich auf die Füße treten kann, es bleibt jedoch ein gemeinsames Gleiten durch den Raum. Wenn allerdings die Kommunikation durch Dissonanz getragen ist, so gleicht sie eher einem Ringkampf, in dem beide Personen versuchen, sich durchzusetzen, den jeweils anderen niederzuringen und möglichst nicht selbst zu Boden zu gehen (Miller & Rollnick 2015, S. 31).

In einer solchen Betrachtung ist der Widerstand dann nicht mehr allein die Reaktion oder gar eine Eigenschaft eines Klienten, sondern weist auf eine Dissonanz in der Beziehung, auf einen Ringkampf hin. Insofern wäre der Widerstand dann auch nicht mehr als zu beseitigendes Ärgernis, sondern vielmehr als wichtiges Signal zu verstehen, um gemeinsam eine Veränderung der Beziehung zu erarbeiten.

Als letzten Punkt, bei dem uns das MI wichtige Hinweise für unsere tägliche Arbeit bieten kann, möchte ich den sogenannten »Es-richten-wollen«-Reflex anführen, für den besonders wir Menschen in helfenden Berufen anfällig sind. Mit diesem Reflex wird beschrieben, dass wir eine Situation, einen Umstand o. Ä. als nicht (ganz) richtig ansehen und uns dann anschicken, dies zu verändern. Grundsätzlich ist an einem solchen Verhalten natürlich überhaupt nichts auszusetzen, schwierig wird es jedoch, wenn wir dabei auf ein ambivalentes Gegenüber stoßen.

> Ambivalenz, Seiten 42, 94 f., 100 f., 113

Nehmen wir als Beispiel einen Menschen, der darüber nachdenkt, mit dem Cannabiskonsum aufzuhören, jedoch noch nicht ganz entschlossen ist und in der Entscheidungsfindung stagniert. Häufig wird es so sein, dass wir, durchaus in guter Absicht, nun für jenen Weg argumentieren, den wir für den Klienten als den besten empfinden. Es ist aber das Wesen der Ambivalenz, dass es Argumente für und gegen eine Entscheidung gibt, und in einem Fall, in dem man in der Ambivalenz stecken bleibt, ist die Bilanz zwischen den beiden Polen subjektiv nahezu ausgeglichen. Dann wird der Klient, wenn der Berater verstärkt die eine Seite der Ambivalenz unterstützt, quasi automatisch Argumente für die andere Seite vorbringen. Er wird Gründe für diese Seite der Ambivalenz vortragen und gegen die Gründe argumentieren, die vom Berater kommen. Im Grunde genommen führt das dazu, dass sich der Klient tendenziell gerade in jene Richtung bewegt, gegen die der Berater argumentiert.

Eine gute motivierende Kommunikation sollte deshalb immer das Ziel haben, dass die Klienten und Klientinnen selbst die Gründe für eine positive Veränderung anführen. Das MI nennt dies »Change-Talk«. Dies scheint nahezulegen, einfach im Sinne einer paradoxen Intervention genau das Gegenteil dessen zu betonen, was man erreichen will. So einfach jedoch ist menschliche Kommunikation (glücklicherweise) nicht. MI ist eben nicht nur eine schlichte Werkzeugkiste, aus der man sich bestimmte Materialien nehmen kann, die unabhängig vom Kontext wirken. Vielmehr geht es, wie zuvor angeführt, zentral um eine *Haltung* den Klienten gegenüber. Ist diese nicht vorhanden, werden die Klienten dies spüren und auf paradoxe Interventionen oder Ähnliches entweder gar nicht oder verärgert reagieren.

> Change-Talk, Seiten 127, 130

Anwendungsbeispiele der Motivierenden Gesprächsführung

Das MI beschreibt nicht nur die Zusammenhänge und Probleme, sondern bietet auch eine Vielzahl von Möglichkeiten an, diese zu überwinden. Hier einige Beispiele.

OFFENE FRAGEN Damit eine Klientin Gründe für die Veränderung selbst benennen kann, ist es natürlich wichtig, sie überhaupt zum Reden zu bringen. Hierfür sind offene Fragen ein sehr wichtiges Mittel. Offene Fragen sind solche, die nicht oder nur sehr schwer mit Ja oder Nein oder anderen Ein-Wort-Sätzen beantwortet werden können. Im Gegensatz zu den geschlossenen Fragen laden sie die Klienten und Klientinnen dazu ein, mehr über sich, ihre Vergangenheit, aber auch ihre Perspektive auf etwas zu erzählen. Häufig sind die offenen Fragen jene, die mit einem W-Wort (warum, wie etc.) beginnen. Ein Umstand, von dem schon der *Dschungelbuch*-Autor Rudyard Kipling wusste, als er schrieb: »Ich hatte sechs ergebene Diener. Sie lehrten mich alles, was ich wissen musste: Ihre Namen waren: wo und was und wann und warum und wie und wer.«

Natürlich sind auch geschlossene Fragen nicht »verboten«. Sie können an vielen Stellen richtig und wichtig sein. Bei dem Bemühen, den Klienten bei der Exploration ihrer Situation und ihrer Probleme zu helfen, sind offene Fragen aber sicher besser geeignet.

AKTIVES ZUHÖREN Aktives Zuhören ist eine zentrale Technik des MI, zu deren Erlernung zwar eine entsprechende Ausbildung notwendig ist. Trotzdem gibt es Ansätze, die wir in unseren beruflichen Alltag leicht einbinden können. Beim aktiven Zuhören wird wieder deutlich, dass es sich beim MI um ein direktives Verfahren handelt, dass die Kommunikation also zielgerichtet ist und versucht wird, den Klienten in eine Richtung zu beeinflussen, von der man annimmt, dass sie für ihn förderlich ist. »Aktiv« bedeutet also in diesem Zusammenhang nicht nur, dass auch die Beraterin Redebeiträge beisteuert, sondern dass diese Redebeiträge bewusst so gesteuert sind, dass sie den Klienten im Gespräch in die gewünschte Richtung bringen – wenn auch geprägt von einer Haltung der Wertschätzung und Empathie.

Aktives Zuhören bedeutet in erster Linie, den Klienten zu verstehen und ihm dies auch deutlich zu machen. Dies allein soll schon verhindern, dem Klienten einfach die Meinung der Beraterin überzustülpen. Es soll ohnehin nur darum gehen, beim Klienten eine sowieso schon vorhandene Seite der Ambivalenz zu unterstützen. Auch an das Bild vom Tanzen anstatt Ringen sei hier noch einmal erinnert.

In den folgenden Ausformungen von aktivem Zuhören ist zu beachten, dass es darum geht, die Klientinnen und Klienten dabei zu unterstützen, von sich zu erzählen, und sie so in die Lage zu versetzen, von sich aus die Gründe für eine Veränderung zu benennen.

REFLEXIONEN Bei Reflexionen geht es darum, das vom Klienten Gesagte noch einmal wiederzugeben.

BEISPIEL

Klient: »Ich habe schon so oft versucht, mit dem Kiffen aufzuhören, und bin doch immer wieder rückfällig geworden.«

Berater: »Sie würden wirklich gerne mit dem Kiffen aufhören, wissen aber nicht, wie Sie dies langfristig durchhalten können.«

Wichtig ist es hierbei, nicht nur die Aussage zu wiederholen, sondern das Thema auch ein kleines Stück voranzutreiben. Reflexionen sollten möglichst als Aussagen formuliert werden, da dies es dem Klienten ermöglicht, im Erzählfluss zu bleiben. Fragen unterbrechen diesen Prozess eher.

Trotzdem ist es natürlich auch möglich, den Klienten durch Nachfragen im Gespräch zu halten.

BEISPIEL

Berater: »Sie haben schon einige Versuche gemacht, mit dem Kiffen aufzuhören. Wie sind Sie dabei vorgegangen?«

Der Berater kann das vom Klienten Gesagte zusammenfassen oder sich Nichtverstandenes erklären lassen. Schließlich kann er auch die in der Aussage des Klienten enthaltenen Gefühle benennen (verbalisieren).

BEISPIEL

Klient: »Meine Eltern müssen endlich damit aufhören, mir vorzuschreiben, ob ich kiffe oder nicht.«

Berater: »Das macht Sie ganz wütend und Sie möchten von Ihren Eltern nicht bevormundet werden.«

Weitere Formen des aktiven Zuhörens begegnen uns auch beim nächsten Thema.

CHANGE-TALK Liegt beim aktiven Zuhören der Fokus überwiegend auf dem Verstehen der Klientin, ist das Hervorrufen von Change-Talk eindeutig auf Veränderung ausgerichtet. Beharrt der Mensch in seinem Widerstand eher auf dem Status quo, so beschreibt er beim Change-Talk die Vorzüge der Veränderung.

Grundsätzlich gibt es drei Hauptformen von Change-Talk:

- das Betonen der Nachteile des Status quo (»Ich bekomme nichts mehr auf die Reihe«),
- der Vorteil der Veränderung (»Wenn ich mit dem Kiffen aufhören würde, hätte ich weniger Probleme auf der Arbeit«) sowie
- die Zuversicht in das Erreichen einer Veränderung (»Ich denke, mit ein wenig Unterstützung bekomme ich es hin, aufzuhören«).

Beispiele, wie sich Change-Talk in motivierenden Gesprächen mit der Klientin hervorrufen lässt:

- Spezielle offene Fragen:
  - »Was könnten Ihrer Ansicht nach gute Gründe für eine Abstinenz sein?«
  - »Welche Erfahrungen haben Sie damit gemacht, Ihre Medikamente abzusetzen?«
- Reflexionen:

Klient: »Auf der einen Seite würde ich gerne mit dem Kiffen aufhören, auf der anderen Seite hilft es mir aber, mit meinen Problemen klarzukommen.«

Beraterin: »Okay, Sie können sich nicht so recht entscheiden. Warum würden Sie denn gerne mit dem Kiffen aufhören?«

Eine weitere gute Möglichkeit, einen Change-Talk zu initiieren, ist das Besprechen der weiter oben beschriebenen Entscheidungswaage. Aus den bereits genannten Gründen ist es wichtig, sowohl die eine wie auch die andere Seite der Entscheidungswaage zu besprechen. Fängt man jedoch an, die einzelnen Gründe zu gewichten, so stellt sich eigentlich immer heraus, dass die Gründe, die für eine Veränderung sprechen, jene sind, die mittel- und langfristig Vorteile bringen. Dies wird auch der Klientin deutlich werden und das Gespräch wird insgesamt mehr in Richtung auf Change-Talk gehen, auch wenn die andere Seite mitbesprochen wird. Es ist sogar davon auszugehen, dass es der Klientin eher möglich ist, mit einem Berater über die Vorzüge einer Veränderung zu sprechen, wenn sie erkennt, dass sich dieser auch nicht den Argumenten für den Verbleib im Status quo entzieht.

Insgesamt sollten wir Vertrauen darin haben, dass die Argumente für die Veränderung die besseren sind. Ist das nicht so, dann hat die Klientin möglicherweise ja auch »recht« damit, sich nicht zu bewegen.

> Entscheidungswaage, Seiten 42 f.

Das MI setzt an unterschiedlichen Stellen Skalen ein. Für die Entwicklung von Change-Talk bietet sich eine *Dringlichkeitsskala* an. Die Frage an den Klienten wäre dann: »Auf einer Skala von 1 bis 10, wie hoch schätzen Sie die Dringlichkeit ein, mit dem Kiffen aufzuhören?« Nehmen wir an, der Klient sagt »3«, dann könnte die nächste Frage lauten: »Gut, warum sind Sie bei 3 und nicht bei 1«? Der Klient wird dann die Punkte benennen, die für die Dringlichkeit sprechen (und nicht jene, die dagegensprechen, wenn die Frage etwa lauten würde: »Warum sind Sie bei 3 und nicht bei 6?«).

Eine weitere Form, mit seinem Klienten ins Gespräch zu kommen und die Gründe für eine Veränderung zu explorieren, ist das In-die-Zukunft-Blicken. Dies kann auf eine Weise geschehen, die den Status quo zur Grundlage hat (»Wenn Sie an Ihrem Konsum nichts verändern, wie, denken Sie, wird Ihr Leben in fünf Jahren aussehen?«). Es ist aber auch möglich, dies eher auf die Vorteile der Veränderung auszurichten (»Wenn Sie es schaffen würden, ab jetzt abstinent zu leben, wie, glauben Sie, würde Ihr Leben dann in fünf Jahren aussehen?«).

Eine besondere Form des Blicks in die Zukunft ist die sogenannte *Wunderfrage*. Diese beginnt damit, den Klienten zu bitten, sich vorzustellen, die Veränderung sei schon vollzogen. Dann kann man ihn durch unterschiedliche Fragen dazu bringen, diesen Zustand und auch den Weg dorthin zu betrachten: »Wie würde sich das anfühlen?«, »Wie ist es Ihnen gelungen, das zu erreichen?«, »Wer oder was hat Ihnen geholfen?« etc.

Interventionen des MI können dem Klienten dabei helfen, von sich aus Veränderungswünsche zu formulieren.

Wenn auch all dies Interventionen des MI sind, die nicht unbedingt eine Ausbildung in dieser Methode voraussetzen, so werden sie von den Klientinnen und Klienten nur angenommen, wenn sie vom oben beschriebenen »Spirit« des MI getragen werden. Die gleichen Aussagen, aber von einer eher bevormundenden, den Klienten nicht respektierenden und wenig wertschätzenden Haltung geprägt, werden bei diesen nur Widerstand und keinesfalls Change-Talk hervorrufen.

Das MI lässt sich eigentlich in jeder Phase des Kontakts mit den Klienten einsetzen. Hierfür ist es allerdings wichtig, zu wissen, wie der Klient zum jeweiligen Zeitpunkt zu dem gerade zu behandelnden Problem steht. Hilfreich, sich dies genauer vor Augen zu führen, sind die Stufen der Veränderung (transtheoretisches Modell) nach Prochaska und DiClemente (siehe Abbildung 12).

Je nachdem, in welcher Phase sich ein Cannabis konsumierender Klient gerade befindet, bedarf es unterschiedlicher Interventionen. So geht es bei jemandem, der gerade dabei ist, über das Aufhören nachzudenken, eher darum, die zu diesem Zeitpunkt sicherlich noch recht brüchige Motivation zu stärken. Eine Entscheidungswaage, die erst einmal erklärt, was

ABBILDUNG 12

Stufen der Veränderung (Prochaska & DiClemente 1983)

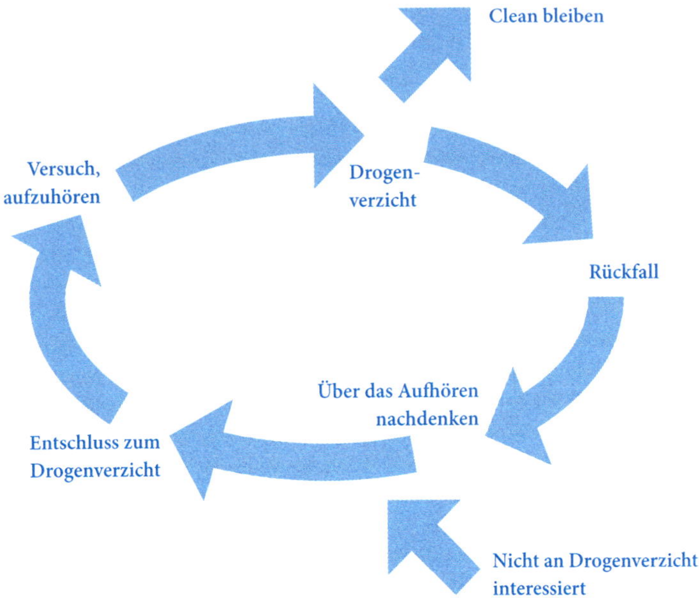

für bzw. was gegen eine Veränderung spricht, kann hier sinnvoll sein. Bei jemandem, der den Entschluss zum Drogenverzicht schon gefasst hat, ist es eher sinnvoll, seine Zuversicht darin zu bestärken, dass er diesen Verzicht schafft und im Anschluss seine Abstinenz auch durchhält. Hier kann ein Blick in die Zukunft, wie der Klient sie sich wünscht, hilfreich sein. Hingegen braucht eine Klientin, die gerade dabei ist, aufzuhören, oder jemand, der vor einem Rückfall zu schützen ist, eher unterstützende Interventionen. So kann man gemeinsam mit dem Klienten oder der Klientin in Form eines sogenannten Notfallkoffers besprechen, welche Konsumalternativen es geben könnte oder welche Personen unterstützen könnten, sollten Rückfallgedanken aufkommen.

Ein Notfallkoffer ist kein Koffer im eigentlichen Sinn. Es ist vielmehr eine Sammlung von Möglichkeiten und Aktivitäten (»Skills«), die Betroffenen helfen können, über eine Risikosituation oder über den Suchtdruck konsumfrei hinwegzukommen. Diese Mittel sind immer individuell. Jede Person muss sich also einen eigenen Koffer packen. Gute Beispiele, was helfen könnte, sind auf der Seite https://suchtfrei-leben.de/notfallkoffer/ zu finden.

Die Wirksamkeit von Interventionen ist stark davon abhängig, in welcher Phase der Abstinenzentwicklung sich eine Person befindet.

Es kann von Vorteil sein, das MI, insbesondere beim Einsatz bei Doppeldiagnoseklienten, leicht zu verändern. Mit einigen Angeboten könnten wir die Klienten und Klientinnen überfordern, da sie in ihrem augenblicklichen Zustand zum Beispiel dazu kognitiv nicht in der Lage sind. Mit anderen erreichen wir sie vielleicht erst gar nicht, da sie sich beispielsweise aufgrund ihrer depressiven Negativsymptomatik nicht darauf einlassen. Jeder kennt jedoch seine Klientinnen und Klienten und wird entscheiden können, welche Interventionen möglich sind bzw. wie sie kreativ verändert werden können, sodass sie in ihrem Zusammenhang angewandt werden können. Wichtig ist hierbei, dass der »Spirit« der MI-Haltung nicht verloren geht (siehe auch Kremer & Schulz 2020, S. 33 f.).

Psychoedukative Elemente

Ein weiterer, sehr wichtiger Bereich, der auch im direkten alltäglichen Kontakt mit den Klienten hilfreich sein kann, ist die Psychoedukation. Glücklicherweise ist diese in vielen Kliniken inzwischen zum Standard geworden, aber auch außerhalb der klinischen Psychoedukationsgruppen sollten entsprechende Angebote eingesetzt oder fortgeführt bzw. wiederholt werden. Unabhängig davon, ob ein Klient überhaupt an einem Psychoedukationsangebot teilgenommen hat oder nicht und wie gut dieses in der Klinik durchgeführt wurde, ist davon auszugehen, dass allein durch den mentalen Zustand, in dem die Klienten in ihrer Klinikzeit gewesen sind, sicher nicht alles aufgenommen werden konnte. Außerdem zeigt sich insbesondere in diesem Bereich, dass Wiederholungen sehr sinnvoll sein können, um das vermittelte Wissen wirklich verinnerlichen zu können.

Natürlich findet in den Kliniken nur eine Psychoedukation zu vorliegenden psychischen Erkrankungen statt. In den Institutionen der Suchthilfe, in denen Psychoedukation durchgeführt wird, bezieht sich diese ebenso selbstverständlich auf die Suchtproblematik. Was in der Regel fehlt und insgesamt noch viel zu wenig angeboten wird, ist eine Psychoedukation, die beide Bereiche umfasst und insbesondere auch auf die Wechselwirkungen eingeht. Auch Manuale, die einem helfen würden, entsprechende Programme in der eigenen Einrichtung umzusetzen, sind noch sehr rar. Vorreiter sind Euphrosyne Gouzoulis-Mayfrank (2007) und Roberto D'Amelio und Kollegen (2007). Auch der »Therapieladen« in Berlin hat unter dem Namen »Double Trouble« ein edukatives gruppentherapeutisches Angebot speziell für die Komorbidität von Psychose und Sucht entwickelt (Spohr u. a. 2006), das seit über fünfzehn Jahren erfolgreich angewandt wird – ein Manual hierzu ist in Arbeit.

Die einzelnen Schritte sind in den genannten Programmen aufeinander aufgebaut, und es wäre deshalb ideal, wenn die Klientinnen und Klienten das gesamte Programm durchliefen, und zwar am besten in einer Gruppe. Zum einen lassen sich damit bestimmte Inhalte besser herausarbeiten, wenn mehrere Personen gleichzeitig ihre Erfahrungen einbringen, zum anderen stellt sich immer wieder heraus, dass Überlegungen, die von Mitklienten eingebracht werden, als authentischer wahrgenommen und deshalb besser angenommen werden, als wenn sie von professionellen Helfern und Helferinnen kommen.

Viele Dinge, die in diesen Gruppen erarbeitet werden, lassen sich aber auch für den Einzelkontakt adaptieren: zum einen das oben beschriebene Modell der Stufen der Veränderung. Hier könnte man, nachdem es kurz erklärt wurde, die Klienten auffordern, sich selbst innerhalb des Kreises zu verorten. In einem weiteren Schritt könnte man dann mit ihr gemeinsam herausarbeiten, was ihr helfen könnte, zur nächsten Stufe im Kreis zu gelangen.

Die weiter oben dargestellte Methode der drei übereinanderzulegenden Folien zur Veranschaulichung des Zusammenhangs zwischen Drogenkonsum und dem Auftreten psychotischer Symptome lässt sich auch sehr gut im Einzelkontakt einsetzen. Hier ließe sich im Anschluss mit dem Klienten darüber reden, wie diese optische Darstellung auf ihn wirkt. Es könnten sich Fragen anschließen, was er denke, wie sein Leben bei gleichbleibendem oder bei sinkendem Drogenkonsum verlaufen könnte.

> Folienmodell, Seiten 83 f.

Lässt man sich darüber hinaus die einzelnen Folien genau erklären, so bietet das für die Klienten die Möglichkeit, von sich zu erzählen und sie dabei besser kennenzulernen.

Auch das weiter oben dargestellte Vulnerabilitäts-Stress-Modell eignet sich sehr gut, um mit der Klientin darüber ins Gespräch zu kommen, in welchem Zusammenhang ihr Cannabiskonsum und ihre psychische Erkrankung stehen. Dadurch, dass in diesem Modell davon ausgegangen wird, dass der Konsum nur *ein* Faktor ist, der beim Ausbruch der Psychose eine Rolle gespielt hat, entlastet es die Klientin zudem von einem möglichen Schuldgefühl.

> Vulnerabilitäts-Stress-Modell, Seiten 71 f., 83 ff., 135 ff.

Der Gedanke, durch den Cannabiskonsum selbst schuld am Auftreten der Psychose zu sein, kann in einigen Fällen zur Abstinenzbereitschaft führen, insbesondere aber dann, wenn sich der Klient von jemand anders dem Vorwurf ausgesetzt fühlt, er sei durch seinen Cannabiskonsum doch selbst schuld, wird dies zu starkem Widerstand führen. Da wir zudem alle dazu neigen, besonders heftig auf Vorwürfe zu reagieren, mit denen wir uns mehr oder weniger bewusst auch in unserem eigenen Inneren beschäftigen, schwächt diesen Widerstand keinesfalls ab.

INFO-MATERIAL Insbesondere am Anfang der Motivationsbildung kann es sinnvoll sein, den Klienten und Klientinnen Informationsmaterialien zur Verfügung zu stellen. Zum Thema »Cannabis«, aber auch zu anderen Drogen lassen sich sehr empfehlenswerte Materialien kostenfrei über die Homepage der Bundeszentrale für gesundheitliche Aufklärung (siehe www.bzga.de) abrufen.

Der Therapieladen e.V. in Berlin hat eine Broschüre *(Cannabis denn Sünde sein)* entwickelt, die zum einen Informationen gibt, zum anderen aber auch zum Nachdenken über den eigenen Konsum anregt. Darüber hinaus ist der Broschüre ein Selbsttest angehängt, mit dem Klienten ihren Konsum überprüfen können (Bezug über www.therapieladen.de). Es ist übrigens sehr wichtig, dass die Bezeichnung »Selbsttest« ernst genommen wird und die Klienten diesen Test wirklich für sich allein ausfüllen. Das erhöht die Ehrlichkeit beim Ausfüllen. Insofern sollte ihnen auch freigestellt bleiben, ob sie die Ergebnisse des Tests besprechen wollen oder nicht.

INTERNET Jugendliche und junge Erwachsene beziehen einen erheblichen Teil ihrer Informationen aus dem Internet. Dies ist auch bei unseren Klientinnen und Klienten nicht anders. Haben sie eine Frage, schauen sie bei Wikipedia nach oder sehen sich ein YouTube-Video an. Wie in vielen anderen Bereichen ist dies auch hier Segen und Fluch in einem. Sowohl der Informationsgehalt als auch die Objektivität und Seriosität, mit denen das Thema angegangen wird, sind sehr unterschiedlich.

Trotzdem bietet sich auch hier die Möglichkeit, mit dem Klienten gemeinsam auf die Suche zu gehen. Es ist schon ein großer Vorteil, zu wissen, von welchen (Fehl-)Informationen jemand ausgeht. Darüber hinaus bietet sich auch die Chance, diese Informationen gemeinsam zu besprechen und zu analysieren. Schließlich gibt es auch wirklich gute Filme über dieses Thema. Als Beispiel seien jene genannt, die auf der Webseite »https.drugcom.de« zu finden sind. Diese dauern jeweils rund drei Minuten und lassen zu unterschiedlichen mit Cannabis verbundenen Themen in erster Linie Betroffene zu Wort kommen. Auch ein guter Film zum Thema Cannabis und Psychose befindet darunter.

Dass junge Menschen, auch solche mit Doppeldiagnose, in der Regel mit dem Internet vertraut sind, macht es möglich, ihnen weitere internetbasierte Materialien zugänglich zu machen. Diese andere Form der Vermittlung macht es manchen Betroffenen, die beim Angebot einer klassischen Broschüre eher die Augen verdrehen, einfacher, sich zu informieren.

Ich möchte nicht behaupten, dass alle hier angegebenen Vorschläge auch mit allen Klientinnen umzusetzen sind. Neben den Beschränkungen, die sich daraus ergeben, dass sich die Menschen an unterschiedlichen Stellen der Abstinenzentwicklung befinden, gibt es zusätzlich Beschränkungen, die in der Art der psychischen Erkrankung begründet sind. Zum Beispiel wird es bei einem schwer depressiv erkrankten Menschen erst einmal darum gehen, ihn dabei zu unterstützen, überhaupt wieder in Aktivität zu kommen. Hier sind sicher Interventionen gefragt, die auf eine Stärkung der Zuversicht ausgerichtet sind.

Ein Klient mit einer Borderlinestörung wiederum wird einer Einladung zur Veränderung nur folgen, wenn sie den Helfenden aufgrund der aufgebauten Beziehung auch traut. Hier müssten also Interventionen am Anfang stehen, die das professionelle Verhältnis zu dem jeweiligen Klienten stärken.

Bei Personen schließlich, die zusätzlich zu ihrer Sucht an einer Psychose leiden, müssen bei der Wahl der therapeutischen Methoden zudem verschiedene Beschränkungsmöglichkeiten beachtet werden. Kognitive Beeinträchtigungen finden sich bei fast allen Psychosebetroffenen. Wahrnehmung, Aufmerksamkeit und Gedächtnis sind häufig eingeschränkt, dazu oft auch Handlungsplanung und Kommunikation. Alles dies müssen wir beachten, wenn wir mit den Klientinnen und Klienten an ihrer Entwicklung arbeiten. Es ist wichtig, sie nicht mit unseren Erwartungen zu überfordern. Genauso sollten wir sie nicht, selbst in schützender Absicht, unterfordern. Es ist gut und wichtig, Anforderungen zu stellen. Wie so oft muss auch hier ein gesundes Maß zwischen Fördern und Fordern gefunden werden.

Ebenso ist es nicht immer möglich, mit bestimmten Hilfsmitteln zu arbeiten, wenn sich der Klient akut noch in einem Wahn befindet. Er wird unser Angebot in sein Wahngebäude einbauen, wodurch es eine deutlich andere Bedeutung erlangen kann.

Dies alles soll natürlich nicht heißen, dass wir mit dieser Klientel nicht arbeiten können. Es erfordert nur ein besonderes Feingefühl bei der Auswahl der Methoden sowie an der einen oder anderen Stelle Kreativität bei der Anpassung oder Veränderung der angebotenen Materialien oder therapeutischen Interventionen.

Als ein sehr gelungenes Beispiel kreativer Veränderung des vorgegebenen Materials möchte ich die sehr klientenzentrierte Erarbeitung des Vulnerabilitäts-Stress-Modells in einer mit dem »Therapieladen« kooperierenden Einrichtung im Bereich Betreutes Wohnen anführen, die eine abgewandelte und auf ihre Klientel zugeschnittene Version unseres Double-Trouble-Programms umgesetzt hat.

Als Erstes wurden die Klienten und Klientinnen gebeten, eine Einschätzung ihrer Vulnerabilität abzugeben. Hierbei konnten sowohl der Begriff an sich als auch seine Bedeutung erklärt werden. Zudem konnten im Gespräch wichtige Aspekte wie das Vorliegen psychischer Erkrankungen in der Herkunftsfamilie oder auffällige Symptome schon vor Ausbruch der Psychose besprochen werden. Je nachdem, wie hoch die Vulnerabilität dann eingeschätzt wurde, wurde aus blauem Karton ein entsprechend großer Balken ausgeschnitten.

In einem zweiten Schritt wurden individuell für jeden Klienten seine verschiedenen Stressfaktoren herausgearbeitet, wobei jeder einzelne Faktor entsprechend seiner Intensität einen mehr oder weniger hohen Balken aus rotem Karton ausgeschnitten bekam. Schließlich kamen aus grünem Karton Balken hinzu, die den Drogenkonsum symbolisierten. Jeweils einer für jede konsumierte Droge, in seiner Höhe jeweils abhängig von der Intensität des Konsums.

Übereinander angeordnet, ergaben sich somit Balken, die denen in der weiter oben abgebildeten Darstellung des Vulnerabilitäts-Stress-Modells entsprachen.

> Vulnerabilitäts-Stress-Modell, Seiten 71 f., 83 ff.

Die Vorteile des Vorgehens liegen auf der Hand. Es ergibt sich eine grafische Darstellung der je individuellen Ausprägung des Vulnerabilitäts-Stress-Modells. Durch die handwerkliche Verarbeitung lösen sich die einzelnen Faktoren aus der Abstraktheit und werden so für die Klientinnen viel besser erfahrbar. Schließlich ergeben sich in diesem, sich wahrscheinlich über mehrere Sitzungen hinziehenden Prozess mannigfache Möglichkeiten für die Klientinnen, über die unterschiedlichen Aspekte ihrer Erkrankung zu reden, und es gibt zudem viele Gelegenheiten für ein Gesprächs zwischen Betreuenden und Klienten, aber insbesondere auch unter den Klientinnen und Klienten.

Kooperation

Gerade bei jungen Cannabiskonsumierenden besteht häufig bereits ein komplexes Hilfeumfeld. Suchteinrichtungen, Beratungsstellen und auch die Jugendhilfe sind vielleicht beteiligt. Hier ist Kooperation gefragt. Kooperation mit den direkten Kollegen und Kolleginnen, aber auch Kooperationen zwischen den Einrichtungen. Die zunehmende Sektorisierung und deren geringe Durchlässigkeit werden vielerorts zu Recht kritisiert, und eine Überwindung ist wünschenswert. Aber auch unterhalb dieser berechtigten politischen Forderungen gibt es Möglichkeiten.

Bestimmte Angebote wie psychoedukative Gruppen für Cannabiskonsumenten könnten von Einrichtungen gemeinsam durchgeführt werden. Oft kann erst auf diesem Weg eine ausreichende Zahl von Teilnehmenden zusammenkommen, sodass unterschiedliche Ressourcen gemeinsam genutzt werden können. Dies kann zudem zu einem Austausch zwischen den Einrichtungen führen, der allen zugutekommt.

Die Vernetzung zwischen Einrichtungen hilft, eine umfassende Behandlung anzubieten, die sowohl dem Cannabiskonsum begegnet als auch anderen psychischen Beeinträchtigungen.

Die Kooperationsmöglichkeiten zwischen psychiatrischen Einrichtungen und der Drogenhilfe zu erkennen und zu verstärken, muss das Ziel sein. Zum Beispiel können Suchtberatungsstellen eine Hilfe darstellen, wenn es darum geht, Klienten aufzuklären, zu beraten und zum verminderten Konsum oder zur Abstinenz zu motivieren. Dies setzt eine Offenheit von beiden Seiten voraus. Die Einrichtung muss sich dazu bekennen, dass der Klient ein Suchtproblem hat, mit dem er – und auch die Einrichtung – allein nicht fertig wird. Auf der anderen Seite muss die Beratungsstelle bereit sein, auch mit Menschen zu arbeiten, die neben der Sucht eine weitere tief greifende psychische Erkrankung haben. Gerade bei Menschen mit einer Psychose ist eine solche Offenheit nicht immer vorhanden.

Ähnliches gilt auch für den psychotherapeutischen Bereich. Auch hier ist es oft schwierig, ein therapeutisches Angebot zu finden, das sich um beide Krankheiten kümmert. Sowohl für die Behandlung missbräuchlichen oder süchtigen Cannabiskonsums als auch für die komorbiden Störungen ist jedoch Psychotherapie ein gutes und Erfolg versprechendes Mittel. Dies gilt im Besonderen für eine junge Klientel, bei der es dann besonders hilfreich ist, auch die Angehörigen in das therapeutische Angebot einzubeziehen.

> Angehörige, Seiten 112 ff.

Eine weitere Annäherung zwischen psychiatrischen und suchttherapeutischen Einrichtungen ist im Sinne einer guten Behandlung der Klientel äußerst sinnvoll.

Was bedeutet die geplante Regulierung des Cannabiskonsums für unsere Arbeit?

Es ist wichtig zu wissen, dass es sich bei dem, was im Moment unter dem Begriff »Legalisierung« in der öffentlichen Diskussion ist, nicht wirklich um eine Legalisierung handelt, sondern um eine Regulierung. Dies ist keine Spitzfindigkeit, sondern spiegelt einen wirklichen und wichtigen Unterschied wider: Während es sich bei der Legalisierung in erster Linie um einen rechtlichen Status handelt, beschreibt der Begriff der Regulierung die Rahmenbedingungen für den Umgang mit Cannabis. Im Weiteren wird deutlich werden, dass es sehr wohl Einschränkungen im Handel, aber auch im Besitz und Konsum geben wird.

Ein weiterer in unserer täglichen Arbeit wichtiger Begriff ist die Entkriminalisierung. Hiermit ist gemeint, dass die bisher strafbaren Handlungen in Bezug auf den Besitz und Konsum von Cannabis entweder zu Ordnungswidrigkeiten herabgestuft oder ganz aufgehoben werden.

Am 1. April 2024 ist in Deutschland das »Gesetz zum kontrollierten Umgang mit Cannabis und zur Änderung weiterer Vorschriften« (CanG) beschlossen worden. Der Titel des Gesetzes macht deutlich, dass es dabei nicht darum geht, Cannabis als Produkt völlig freizugeben, sondern Regeln und Strukturen zu schaffen, die den straffreien Konsum von Cannabis möglich machen. Hierbei ist ein wesentlicher Aspekt der Regulierung die Entkriminalisierung des Cannabiskonsums.

Die wichtigsten Eckpunkte sind:

- Künftig dürfen Erwachsene in begrenzten Mengen privat (bis zu drei Pflanzen) oder in nicht gewerblichen Vereinigungen Cannabis anbauen.

Über diese Anbauvereinigungen kann Cannabis an Erwachsene zum Eigenkonsum kontrolliert weitergegeben werden.

- Der Besitz von bis zu 25 Gramm Cannabis ist straffrei.
- Es gilt ein allgemeines Werbe- und Sponsoringverbot für Konsumcannabis und für Anbauvereinigungen.
- Für Minderjährige bleibt der Besitz von Cannabis nach wie vor verboten.
- Es gibt ein Konsumverbot von Cannabis in einer Schutzzone von 200 Metern Abstand zum Eingangsbereich von Anbauvereinigungen, Schulen, Kinder- und Jugendeinrichtungen, Kinderspielplätzen sowie in öffentlich zugänglichen Sportstätten.
- Aufklärung und Prävention zu Cannabiskonsum sollen gestärkt werden, unter anderem durch ausgebaute Frühinterventionsprogramme für Minderjährige.

In einer zweiten Phase sollen dann regional begrenzte Modellversuche gestartet werden, in denen die Abgabe in lizensierten Fachgeschäften möglich sein wird. Diese Modellversuche sollen wissenschaftlich begleitet und zeitlich begrenzt werden.

Es herrscht eine recht kontroverse Diskussion über die Vor- und Nachteile einer Cannabisregulierung.

Die möglichen Vorteile:

- **Mehr Wissen:** Die Konsumenten bekommen deutlich mehr Wissen über und einen besseren Einfluss auf die Substanz, die sie konsumieren. Es wird sehr viel weniger Verunreinigungen geben (Blei, Glas) als momentan immer wieder gemeldet werden. Auch wird es den Konsumentinnen dadurch möglich sein, zwischen unterschiedlichen Produkten zu entscheiden, je nach voraussichtlicher Wirkung (Indica oder Sativa) des THC-Gehalts und auch des Verhältnisses von THC und CBD. Insofern ist in der Debatte an dieser Stelle auch immer wieder vom Verbraucherschutz die Rede.

- **Schwarzmarkt:** Auch wenn sich der Schwarzmarkt sicherlich nicht völlig verdrängen lässt, so wird es doch eine deutliche Abnahme dieses Marktes geben. Es ist davon auszugehen, dass Konsumenten eher auf geprüfte Qualität zurückgreifen als auf unüberprüfbare Ware vom Dealer. Dies wahrscheinlich auch dann, wenn der Preis des legalen Cannabis höher sein sollte. Es wird jedoch davon ausgegangen, dass durch die dann mögliche industrielle Herstellung des Cannabis der Preis eher sinken könnte – was dann aber auch durch den höheren Anreiz zum Konsum wiederum ein Nachteil sein könnte.
- **Kriminalität:** Eine Verringerung der Schwarzmarktaktivitäten würde auch zu einem Rückgang der hiermit zusammenhängenden Kriminalität führen und damit auch zu einer Entlastung von Polizei und Justiz. Durch die Entkriminalisierung des Konsums verspricht man sich einen besseren und früheren Zugang zu Menschen mit problematischen Cannabiskonsum. Die Hoffnung ist, dass sich Menschen früher an Beratungsstellen wenden, wenn ihr Handeln nicht illegal und weniger stigmatisiert ist.
- **Risikoreduzierung:** Den Beratungsstellen ist es besser möglich, mit den Konsumierenden auch über den risikoärmeren Gebrauch von Cannabis zu reden.
- **Steuern:** Schließlich ist mit erheblichen Steuereinnahmen zu rechnen, die günstigenfalls in Maßnahmen der Prävention und Behandlung des Konsums fließen könnten.

Als wesentliche Nachteile werden diskutiert:

- **Konsumsteigerung:** Erfahrungen in Ländern, die Cannabis schon in größerem Umfang freigegeben haben zeigen, dass der Konsum (zumindest am Anfang) steigt.
- **Suchtrisiko:** Dies führt mutmaßlich dazu, dass auch vulnerable Menschen eher mehr konsumieren, was möglicherweise zu einem Anstieg cannabisbedingter Erkrankungen führt.

- **Verharmlosung:** Es könnte von einer liberaleren Cannabispolitik auch das falsche Signal ausgehen, dass Cannabis eine unproblematische Substanz sei.

Viele Fachverbände haben sich in dieser Diskussion positioniert. Eine recht ausgewogene Stellungnahme kommt dabei von der deutschen Hauptstelle für Suchtfragen (https://dhs.de/fileadmin/user_upload/pdf/dhs-stellungnahmen/2023-07-24_Stellungnahme_zum_Referentenentwurf_des_Cannbisgesetz__CanG_.pdf).

In einer durch das Bundesgesundheitsministerium in Auftrag gegebenen Studie zu Effekten einer Cannabislegalisierung (ECaLe) zeigte sich, dass die Erfahrungen in Ländern, in denen es bereits Schritte in Richtung Legalisierung gegeben hat, sich in vielen Punkten mit den oben beschriebenen Vor und Nachteilen decken (Manthey u. a. 2023).

Auf einer vom Therapieladen e.V. 2022 organisierten Fachtagung »Cannabis Future«, in denen die Erfahrungen aus verschiedenen Ländern zusammengetragen wurden, die den Konsum von Cannabis schon auf die eine oder andere Weise freigegeben haben (die meisten Vorträge sind auf der Website anzusehen) wurde deutlich, dass viele negative Entwicklungen jedoch erst durch die Kommerzialisierung dieses Prozesses (Werbung, Edibles etc.) entstanden sind (https://therapieladen.de/projekte_fachtagungen2022-dokumentation.php).

Chancen und Grenzen der Veränderung durch die neue Gesetzgebung zeigen sich sehr gut im folgenden Zitat: »Man muss sich darüber im Klaren sein, dass eine gesetzliche Regulierung kein Allheilmittel für ›das Drogenproblem‹ ist. Eine Regulierung kann problematischen und schädlichen Cannabisgebrauch nicht komplett beenden und den illegalen Markt nicht vollständig ersetzen. Die Prohibition kann keine Welt ohne Drogen schaffen; Regulierungsmodelle können keine Welt ohne Schäden schaffen. Eine legale Regulierung zielt konkret darauf ab, die Schäden der Prohibition und durch den aus ihr hervorgegangenen illegalen Markt zu reduzieren oder zu beheben« (https://mybrainmychoice.de/merkmale-ziele-regulierung/ zuletzt gesehen 02.12.2023).

Veränderungen im beruflichen Alltag Helfender

Die Veränderungen im beruflichen Alltag von uns Helfenden werden in erster Linie mehr Diskussionen bedeuten. Schon jetzt ist zu beobachten, dass uns vermehrt das Argument entgegengebracht wird, dass eine Substanz, die nicht mehr verboten ist, ja auch nicht schlecht sein kann und deshalb auch in den Einrichtungen nicht reguliert werden sollte. Wir können uns dieser Diskussion allerdings sehr gut stellen. An der Wirkung des Cannabis (insbesondere des THC) ändert sich durch die veränderte Rechtslage gar nichts. Alle Gründe, die heute dafür stehen, den Cannabiskonsum zu reduzieren oder ganz einzustellen, gelten auch nach einer potenziellen Gesetzesänderung genauso weiter.

Darüber hinaus kennen wir die entsprechenden Diskussionen auch schon in Bezug auf Alkohol. Auch dort ist der Konsum in den meisten Einrichtungen nicht zugelassen und dies, obwohl Alkohol weitaus weniger reguliert ist, als es Cannabis in Zukunft sein wird.

Vielleicht gibt es auf der anderen Seite aber auch die Möglichkeit, mit unseren Klientinnen und Klienten besser ins Gespräch zu kommen, da sie uns nun ja nicht mehr mitteilen müssen, dass sie etwas Illegales tun. Auch Unterhaltungen über »safer use« und »harm reduction« werden in Zukunft durch die Entkriminalisierung einfacher sein. Es gibt also durchaus Hoffnung, dass uns die Regulierung von Cannabis im Kontakt zu unseren Klienten und Klientinnen hilft.

Cannabis als Medikament

Der Einsatz von Cannabis in der Medizin ist nicht neu. In Aufzeichnungen lassen sich entsprechende Behandlungen schon 2.700 v. Chr. in China und seit dem Mittelalter in Europa finden (Grotenhermen & Häßermann 2022).

Aber auch in Deutschland war eine medizinische Behandlung mit Cannabis auch schon vor dem Inkrafttreten des »Gesetzes zur Änderung betäubungsmittelrechtlicher und anderer Vorschriften« am 17. März 2017 möglich. Hierzu war eine Ausnahmegenehmigung durch das Bundesinstitut für Arzneimittel und Medizinprodukte (BfArM) gemäß § 3 Abs. 2 BtMG nötig.

Für folgende Krankheiten wurden schon vor 2013 häufig Ausnahmegenehmigungen erteilt:

- chronische Schmerzen,
- Multiple Sklerose,
- Tourette-Syndrom,
- depressive Störungen sowie
- ADHS.

Eine Zusammenstellung des Hanfverbandes zählt über fünfzig weitere Krankheiten auf, für die entsprechende Ausnahmegenehmigungen erteilt wurden. Unabhängig von der Bewertung, wie sinnvoll die Behandlung im Einzelnen eingeschätzt wird, zeigt sich hier das erwartete breite Wirkspektrum von Cannabis.

Die wirkliche Neuerung durch das Gesetz »Cannabis als Medizin« war aber, dass schwerwiegend erkrankte Versicherte Anspruch auf die Versorgung mit Cannabismedikamenten (und zwar auf Kosten der Krankenkassen) haben, wenn:

- eine allgemein anerkannte, dem medizinischen Standard entsprechende Leistung nicht zur Verfügung steht oder

- diese im Einzelfall nach der begründeten Einschätzung des behandelnden Arztes unter Abwägung der zu erwartenden Nebenwirkungen und Berücksichtigung des Krankheitszustandes nicht zur Anwendung kommen kann und
- eine nicht ganz entfernt liegende Aussicht auf eine spürbar positive Einwirkung auf den Krankheitsverlauf oder auf schwerwiegende Symptome besteht (siehe Artikel 4 Pkt. 2 Gesetz zur Änderung betäubungsmittelrechtlicher und anderer Vorschriften)

Die Forschungen darüber, bei welchen Erkrankungen Cannabis als Medikament eingesetzt werden kann und insbesondere welcher Inhaltsstoff des Cannabis dabei jeweils therapeutisch wirksam sein könnte, sind noch mitten im Gange. In einer sehr groß angelegten Studie (CaPRiS: Cannabis: Potenzial und Risiko) wurde unter anderem der aktuelle Forschungsstand zur Wirksamkeit von Cannabismedikamenten zusammengefasst. Hier zeigte sich eine:

- gute Studienlage bei der Behandlung chronischer Schmerzen,
- eine moderate Studienlage zu Übelkeit, Erbrechen, Appetitsteigerung und Spastizität,
- eine geringe Studienlage mit wenig Aussagekraft zu Behandlung psychischer Störungen, gastrointestinaler Störungen, neurodegenerativer Erkrankungen oder Autoimmunerkrankungen (Hoch u. a. 2018).

Als medizinische Cannabisprodukte sind in Apotheken zurzeit sowohl Fertigarzneien mit unterschiedlichem THC- bzw. THC/CBD-Gehalt sowie verschiedene Cannabisblüten erhältlich. Auch CBD ist erhältlich. Da es jedoch nicht als Medikament, sondern als Nahrungsergänzungsmittel gilt, kann es zwar verschrieben werden, die Kosten werden jedoch nicht von den Krankenkassen übernommen. CBD-Blüten ganz ohne THC gibt es zurzeit noch nicht. Jedoch ist der THC-Gehalt sehr gering.

Für unseren Zusammenhang ist wichtig, dass es einen großen Unterschied zwischen Cannabis als Medikament und dem Freizeitkonsum gibt. Und dies in Anlass, erwünschter Wirkung und Substanz. Natürlich ist es etwas völlig anderes, ob jemand eine Substanz konsumiert, weil sie ihm bei einer diagnostizierten Krankheit Linderung verschafft oder deshalb, weil er damit punktuell seine Stimmung oder seine Gefühle verändern möchte. Zwar verschwimmen die Grenzen etwas, wenn ein Mensch Cannabis quasi als Selbstmedikation einsetzt. Hier müsste dann aber geklärt werden, ob das Cannabis in diesen Fällen wirklich eine medizinische Wirkung hat – dann könnte es auch verschrieben werden –, die Wirkung eher eine sekundäre ist, zum Beispiel für das Ausblenden von Problemen bei einer depressiven Person, oder der Konsum gar, wie weiter oben beschrieben, einen negativen Effekt auf die Krankheit hat.

Auch wenn die erwünschte Wirkung beim Freizeitkonsum sehr unterschiedlich sein kann (siehe Abbildung 1 , S. 14 f.), so unterscheidet sich diese doch deutlich von der Einnahme von Cannabis als Medikament. Hier ist die erwünschte Wirkung eine Linderung ganz bestimmter Symptome. Oft wird dabei etwa der Rausch sogar als unerwünschte Nebenwirkung erlebt.

Und schließlich unterscheidet sich das Cannabis, das in Apotheken bezogen werden kann, deutlich vom Cannabis auf dem Schwarzmarkt. Während das medizinische Cannabis in Zusammensetzung, Wirkung und Reinheit klar geprüft ist, muss sich die Nutzerin bei Cannabis, welches auf dem Schwarzmarkt gekauft wird, auf die Auskünfte des Dealers verlassen.

Die konsequente Unterscheidung von Cannabis als Medikament oder als Freizeitdroge ist auch wichtig und hilfreich, wenn wir in unserer täglichen Arbeit mit entsprechenden Fragen oder Gedanken unsere Klientinnen und Klienten konfrontiert sind. In der Regel lassen sich diese beiden Bereiche aber sehr gut auseinanderhalten. Darüber hinaus bieten entsprechende Gespräche eine gute Möglichkeit, die Motive für den Konsum genauer zu verstehen – vielleicht auch für die Betroffenen selbst.

Die Unterscheidung von Cannabis als Medikament und als Freizeitdroge ist gut möglich. Fachleute können sich für entsprechende Gespräche argumentativ fit machen.

Entwicklungsschritte initiieren und begleiten – Schlussbemerkung

Ich möchte dieses Buch mit drei Feststellungen für uns Helfende beenden.

Zunächst einmal: Es besteht ein Zusammenhang zwischen Cannabiskonsum und psychischen Erkrankungen, allerdings lässt sich dieser nicht auf die Formel »Cannabiskonsum löst psychische Krankheiten aus« reduzieren. In den meisten Fällen handelt es sich vielmehr um Wechselbeziehungen. Beide Bereiche beeinflussen sich gegenseitig. Dies macht die Einschätzung, in welchem Umfang der Cannabiskonsum für jeden einzelnen der Klientinnen und Klienten schädlich ist und welche Interventionen sinnvoll und notwendig sein könnten, natürlich viel schwieriger.

Festhalten lässt sich zudem: Für jeden einzelnen Klienten lassen sich die Zusammenhänge herausarbeiten und ein Veränderungspotenzial finden. Es gibt keinen unmotivierten Menschen. Gerade aber bei jungen Cannabiskonsumenten müssen wir die Motivation erst bahnen und müssen uns dabei auf (teilweise pubertäre) Beziehungskonstellationen einlassen, wie es sonst im Umgang mit beispielsweise psychotischen Menschen weniger der Fall ist.

Ich möchte mit dem vorliegenden Buch solche Prozesse unterstützen und anregen sowie jeden psychiatrisch Tätigen ermutigen, sich mit einer entsprechenden Ausfüllung der Helferrolle dieser jungen Klientel zuzuwenden.

Um eine Veränderung zu erreichen, brauchen wir die Mitarbeit der Klienten und Klientinnen. Es muss daher in erster Linie darum gehen, sie personenzentriert und kommunikativ mit »ins Boot« zu bekommen. Dies ist die teilweise schwierige Arbeit, die in erster Linie jene Menschen erbringen müssen, die im alltäglichen Kontakt zu den Betroffenen stehen. Entsteht dabei jedoch eine vertrauensvolle Beziehung, lassen sich oft ungeahnte Entwicklungen bei diesen jungen Menschen beobachten und begleiten.

Schließlich möchte ich konstatieren: Unsere Arbeit ist außerordentlich hilfreich und wichtig. Manchmal kann es sinnvoll sein, mit einer Klientin, der auf dem von ihr eingeschlagenen Veränderungsweg »die Puste« auszugehen droht, aufzufordern, sich die Gründe, warum sie diesen Weg eingeschlagen hat, noch einmal und immer wieder vor Augen zu führen.

In gleichem Maße müssen wir Helfenden selbst uns vielleicht manchmal in Erinnerung rufen, warum wir uns diese Arbeit ausgesucht haben. Auch wenn die Wege hin zur Veränderung teilweise langwierig und manchmal frustrierend sein können, zeigt sich doch immer wieder, dass Veränderung möglich ist. Die Teilhabe an Prozessen, in denen sich ein Mensch zu einem für ihn besseren Leben entwickelt, ist doch oft der Hauptgrund dafür, dass uns diese Arbeit Freude bringt und durchaus auch Spaß macht. Zumindest ich habe dies immer wieder erleben dürfen.

Ausgewählte Literatur

Aderhold, V. (2007): Mortalität durch Neuroleptika. In: *Soziale Psychiatrie,* 118, S. 5–10.

Aldington, S.; Harwood, M.; Cox, B.; Weatherall, M.; Becker, L.; Hansell, A.; Pritchard, A.; Robinson, G. & Beasley, R. (2008): Cannabis use and risk of lung cancer: A case-control study. In: *European Respiratory Journal,* 31, S. 280–286, https://erj.ersjournals.com/content/31/2/280.full.

Andréasson, S.; Allebeck, P.; Engstrom, A. & Rydberg, U. (1987): Cannabis and schizophrenia: A longitudinal study of swedish conscripts. In: *The Lancet,* 2, 8574, S. 1483–1486.

Arias, F.; Szerman, N.; Vega, P.; Mesias, B.; Basurte, I.; Morant, C.; Ochoa, E.; Poyo, F. & Babin, F. (2013): Abuse or dependence on cannabis and other psychiatric disorders. In: *Actas Españolas de Psiquiatría,* 41, 2, S. 122–129.

Arseneault, L.; Cannon, M.; Poulton, R.; Murray, R.; Caspi, A. & Moffitt, T. E. (2002): Cannabis use in adolescence and risk for adult psychosis: Longitudinal prospective study. In: *British Medical Journal,* 325 (7374), S. 1212–1213.

Bandura, A. (1977): Self-Efficacy: Toward a unifying theory of behavioral change. In: *Psychological Review,* 84, 2, S. 191–215.

Barth, B.; Kroczek, A.; Deppermann, S.; Dressler, T.; Fallgatter, A. & Ehlis, A. (2015): Epidemiologie und Pathogenese der Komorbidität von Aufmerksamkeitsdefizit-/Hyperaktivitätsstörung (ADHS) und Sucht – die Rolle der Exekutivfunktionen. In: *Sucht,* 61, 5, S. 279–291.

Bateson, G.; Jackson, D. & Haley, J. u. a. (2002): Schizophrenie und Familie. Beiträge zu einer neuen Theorie. Frankfurt a. M.

Bäuml, J. (2008): Psychosen aus dem schizophrenen Formenkreis. Heidelberg.

Becker, M.; Collins, P.; Lim, K.; Muetzel, R. & Luciana, M. (2015): Longitudinal changes in white matter microstructure after heavy cannabis use. In: *Developmental Cognitive Neuroscience,* 16, S. 23–35.

Bock, T. & Heinz, A. (2016): Psychosen: Ringen um Selbstverständlichkeit. Köln.

Bundesinstitut für Arzneimittel und Medizinprodukte (2014): Erstmals seit 20 Jahren kein Anstieg beim Methylphenidat-Verbrauch. In: https://bfarm.de/SharedDocs/Pressemitteilungen/DE/2014/pm05-2014.html.

Bundeszentrale für gesundheitliche Aufklärung (2012): Die Drogenaffinität Jugendlicher in der Bundesrepublik Deutschland 2011. Der Konsum von Alkohol, Tabak und illegalen Drogen: aktuelle Verbreitung und Trends. Köln.

Bundeszentrale für gesundheitliche Aufklärung (2014). ADHS … was bedeutet das? Köln.

Transform Drug Policy Foundation (2023): Cannabis regulieren – Ein Praxisleifaden. In: https://legalisierung.info/ (Stand: 9.12.2023).

D'Amelio, R.; Behrendt, B. & Wobrock, T. (2007): Psychoedukation Schizophrenie und Sucht: Manual zur Leitung von Patienten- und Angehörigengruppen. München.

Dennis, M.; Godley, S.; Diamond, G.; Tims, F.; Babor, T.; Donaldson, J.; Liddle, H.; Titus, J.; Kaminer, Y.; Webb, C.; Hamilton, N. & Funk, R. (2004): The cannabis youth treatment (CYT) study: Main findings from two randomized trials. In: *Journal of Substance Abuse Treatment,* 27, 3, S. 197–213.

Deutsche Gesellschaft für Psychiatrie, Psychotherapie und Nervenheilkunde (DGPPN) (Hg.) (2019): S3-Behandlungsleitlinie Schizophrenie. Kurzfassung in: https://www.dgppn.de/_Resources/

Persistent/43ca38d4b003b8150b856df48211df68e412d9c9/038-009k_S3_Schizophrenie_2019-03.pdf (zuletzt geöffnet: 12.04.2024).

Deutsche Gesellschaft für Soziale Psychiatrie (DGSP) (Hg.) (2014): Neuroleptika reduzieren und absetzen. Eine Broschüre für Psychose-Erfahrene, Angehörige und Professionelle aller Berufsgruppen. Köln.

Europäische Beobachtungsstelle für Drogen und Drogensucht (2011): Stand der Drogenproblematik in Europa. Jahresbericht. Luxemburg.

Dilling, H.; Mombour, W. & Schmidt, M. (Hg.) (2013): Internationale Klassifikation psychischer Störungen: ICD-10 Kapitel V (F), Klinisch-diagnostische Leitlinien. Bern.

Finzen, A. (2013): Stigma psychische Krankheit. Zum Umgang mit Vorurteilen, Schuldzuweisungen und Diskriminierungen. Köln.

Finzen, A. (2019): Schizophrenie. Die Krankheit verstehen, behandeln, bewältigen. Köln.

Finzen, A.; Weinmann, S. & Scherk, H. (2017): Medikamentenbehandlung bei psychischen Störungen. Köln.

Gouzoulis-Mayfrank, E. (2007): Komorbidität Psychose und Sucht. Darmstadt.

Grotenhermen, F. & Häußermann, K. (2022): Cannabis. Verordnungshilfe für Ärzte. Stuttgart.

Gujska, J. H., Silczuk, A., Madejek, R. & Szulc, A. (2023): Exploring the Link Between Attention-Deficit Hyperactivity Disorder and Cannabis Use Disorders: A Review. Medical Science Monitor. In: *International Medical Journal of Experimental and Clinical Research,* 29, e939749-1.

Hoch, E.; Bonnet, U.; Thomasius, R.; Ganzer, F.; Havemann-Reinecke, U. & Preuss, U. (2015): Risiken bei nichtmedizinischem Gebrauch von Cannabis. In: *Deutsches Ärzteblatt International,* 112, S. 271–278, doi: 10.3238/arztebl.2015.0271.

Hoch, E.; Friemel, C. & Schneider, M. (2018): Cannabis: Potenzial und Risiko. Eine wissenschaftliche Bestandsaufnahme. Heidelberg.

Kasper, S., Haring, C., Marksteiner, J., Sachs, G. M., Tölk, A. & Wrobel, M. (2008): Das Resilienzkonzept bei psychiatrischen Erkrankungen. Wien: Medizin Medien Austria.

Knuf, A.; Gartelmann, A. (2020): Bevor die Stimmen wiederkommen: Vorsorge und Selbsthilfe bei psychotischen Krisen. Köln.

Kraus, L.; Pabst, A. & Piontek, D. (2011): Europäische Schülerstudie zu Alkohol und anderen Drogen (ESPAD). Befragung von Schülerinnen und Schülern der 9. und 10. Klasse in Bayern, Berlin, Brandenburg, Mecklenburg-Vorpommern und Thüringen. IFT-Berichte. Bd. 181. München.

Kremer, G. & Schulz, M. (2020): Motivierende Gesprächsführung in der Psychiatrie. Köln.

Manthey, J.; Hayer, T.; Jacobsen, B.; Kalke, J.; Klinger, S.; Rehm, J.; Rosenkranz, M.; Verthein, U.; Wirth, M.; Armstrong, M.; Myran, D.; Pacula, R.; Queirolo, R. & Zobel, F. (2023): Technical report. Effects of legalizing cannabis. In: https://bundesgesundheitsministerium.de/service/publikationen/details/technical-report-effects-of-legalizing-cannabis (zuletzt geöffnet 07.06.2024).

Meier, M.; Caspi, A. & Abler, A. u. a. (2012): Persistent cannabis users show neuropsychological decline from childhood to midlife. In: *Proceedings oft he National Academy of Science,* 109, 40, S. 15970–15971.

Miller, W. & Rollnick, S. (2015): Motivierende Gesprächsführung. Freiburg i. Br.

NIDA Research Report in: https://nida.nih.gov/publications/drugfacts/cannabis-marijuana (zuletzt geöffnet: 12.04.2024).

Nutt, D.; King, A. & Phillips, L. (2010): Drug harms in the UK: A multicriteria decision analysis. In: https://thelancet.com/pdfs/journals/lancet/PIIS0140-6736%2810%2961462-6.pdf (zuletzt geöffnet: 12.04.2024).

Ohlmeier, M. (2015): Pathogenese der Komorbidität von ADHS und Substanzabhängigkeit. Klinische Implikationen für die medikamentöse Behandlung. In: *Sucht,* 61, 5, S. 279–291.

Orth, B. & Merkel, C. (2020): Die Drogenaffinität Jugendlicher in der Bundesrepublik Deutschland 2019. Rauchen, Alkoholkonsum und Konsum illegaler Drogen: aktuelle Verbreitung und Trends. Köln: Bundeszentrale für gesundheitliche Aufklarung, doi: 10.17623/BZGA:225-DAS19-DE-1.0.

Petersen, K. & Thomasius, R. (2007): Auswirkungen von Cannabiskonsum und -missbrauch. Lengerich.

Pletcher, M.; Vittinghoff, E.; Kalhan, R.; Richman, J.; Safford, M.; Sidney, S.; Lin, F. & Kertesz, S. (2012): Association between marijuana exposure and pulmonary function over 20 years. In: https://jama.jamanetwork.com/article.aspx?articleid=1104848 (zuletzt geöffnet: 12.04.2024).

Preuss, U. W.; Hoch, E.; Wong, J. W. M. & Pogarell, O. (2018): Medizinisches Cannabis: Hintergründe, Evidenzen, Praxishinweise. In: *Suchtmedizin,* 20, 6, S. 349–367.

Prochaska, J. O. & DiClemente, C. (1983): Stages and processes of self-change of smoking: Toward an integrative model of change. In: *Journal of Consulting and Clinical Psychology,* 51, 3, S. 390–395.

Rauschert, C.; Möckl, J.; Seitz, N.-N.; Wilms, N.; Olderbak, S. & Kraus, L. (2022): Konsum psychoaktiver Substanzen in Deutschland – Ergebnisse des Epidemiologischen Suchtsurvey. In: *Deutsches Ärzteblatt,* 119, S. 527–534, doi: 10.3238/arztebl.m2022.0244.

Regier, A.; Farmer, M.; Rae, D.; Locke, B.; Keith, S.; Judd, L. & Goodwin, F. (1990): Comorbidity of mental disorders with alcohol and other drug abuse: Results from the epidemiologic catchment area (ECA) study. In: *The Journal oft he American Medical Association,* 264, 19, S. 2511–2518.

Rohrbach, W. & Kuntsche, E. (2012): Freundinnen und Freunde. In: Kuntsche, E. & Delgrande Jordan, M. (Hg.): Gesundheit und Gesundheitsverhalten Jugendlicher in der Schweiz. Ergebnisse einer nationalen Befragung. Bern, S. 91–105.

Rosengren, D. B. (2012): Arbeitsbuch Motivierende Gesprächsführung. Lichtenau.

Roth, G. & Strüber, N. (2014): Wie das Gehirn die Seele macht. Stuttgart.

Schnell, T.; Neisius, K.; Daumann, J. & Gouzoulis-Mayfrank, E. (2010): Prävalenz der Komorbidität Psychose und Sucht. In: *Der Nervenarzt,* 81, 3, S. 323–328.

Seitz, N.-N., John, L., Atzendorf, J., Rauschert, C. & Kraus, L. (2019): Kurzbericht Epidemiologischer Suchtsurvey 2015. Tabellenband: Konsum illegaler Drogen, multiple Drogenerfahrung und Hinweise auf Konsumabhängigkeit und -missbrauch nach Geschlecht und Alter im Jahr 2018. München.

Smith, M.; Cobia, D.; Wang, L.; Alpert, K.; Cronenwett, W.; Goldman, M.; Mamah, D.; Barch, D.; Breiter, H. & Csernansky, J. (2014): Cannabis-related working memory deficits and associated subcortical morphological differences in healthy individuals and schizophrenia subjects. In: *Schizophrenia Bulletin,* 40, 2, S. 287–299, doi: 10.1093/schbul/sbt176.

Spohr, B.; Steffen, R. & Jockers-Scherübl, M. (2006): »Double Trouble«: ein integriertes psychotherapeutisch-psychoedukatives Gruppenprogramm für Patienten mit der Doppeldiagnose Schizophrenie und Cannabismissbrauch. In: *Gemeindenahe Psychiatrie*, 1/2, S. 17–30.

Spohr, B.; Gantner, A.; Bobbink, J. & Liddle, H. (2011): Multidimensionale Familientherapie. Jugendliche bei Drogenmissbrauch und Verhaltensproblemen wirksam behandeln. Göttingen.

van Os, J.; Bak, M.; Hanssen, M.; Bijl, R.; de Graaf, R. & Verdoux, H. (2002): Cannabis use and psychosis: A longitudinal population-based study. In: *American Journal of Epidemiology,* 156, 4, S. 319–327.

Zinberg, N. (1984): Drug, set, and setting. The basis for controlled intoxicant use. New Haven.

Weiterführende Informationen im Internet

Bundeszentrale für gesundheitliche Aufklärung
https://bzga.de

Deutsche Hauptstelle für Suchtfragen e. V.
https://dhs.de

Drugcom (ein Projekt der Bundeszentrale für gesundheitliche Aufklärung)
https://drugcom.de

My Brain My Choice Initiative
Definitionen: Legalisierung, Regulierung, Entkriminalisierung
https://mybrainmychoice.de/legalisierung-regulierung-entkriminalisierung

My Brain My Choice Initiative
Merkmale und Ziele einer erfolgreichen Cannabisregulierung
https://mybrainmychoice.de/merkmale-ziele-regulierung

Suchtfrei-Leben Blog
Notfallkoffer – Skills gegen Suchtdruck
https://suchtfrei-leben.de/notfallkoffer

Therapieladen e.V.
(Einrichtung der Berliner Jugend- und Drogenhilfe)
www.therapieladen.de

Liste von Begriffen des Drogenkonsums auf Wikipedia
https://de.wikipedia.org/wiki/Drogen-Glossar

Weitere Titel der Reihe →

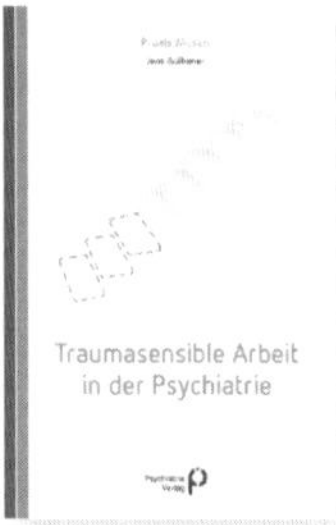

Jens Gräbener
Traumasensible Arbeit in der Psychiatrie
1. Auflage 2023
PraxisWissen, 160 Seiten
22,00 Euro, ISBN 978-3-96605-231-3

Zugewandt und behutsam im Umgang mit traumatisierten Menschen

Traumata und ihre Folgen sind in der psychiatrischen und psychotherapeutischen Arbeit ein wichtiges und allgegenwärtiges Thema. Dieses Buch liefert das Grundwissen, um sich traumaerfahrenen Menschen kompetent und rücksichtsvoll zuzuwenden.

Psychiatrisch Tätige kommen in ihrer Arbeit wissentlich und ebenso häufig unwissentlich mit Traumafolgestörungen in Kontakt. Für einen professionellen Umgang ist es daher wichtig, für diese sensibilisiert zu sein, um Reaktionen und Verhaltensweisen einordnen zu können. Der Autor informiert leicht verständlich und kompakt über Trauma-Ursachen, -folgen und -bewältigungsmuster, um Retraumatisierungen zu verhindern, und hilft, die eigenen Belastungen nicht aus dem Blick zu verlieren. So finden traumatisierte Menschen auch in psychiatrischen Settings einen »sicheren Raum«. Die neue und erweiterte Auflage gibt ebenfalls Hilfestellung bei der Arbeit mit Geflüchteten.

Weitere Bände (eine Auswahl) →

- Georg Kremer, Michael Schulz: Motivierende Gesprächsführung in der Psychiatrie
- Malika Laabdallaoui, Ibrahim Rüschoff: Umgang mit muslimischen Patienten
- Claas-Hinrich Lammers: Beziehungsgestaltung mit narzisstischen Menschen
- Albert Lenz: Psychisch kranke Eltern und ihre Kinder
- Sascha Lutz: Glücksspielsucht
- Angela Mahnkopf: Umgang mit depressiven Patienten
- Klaus Obert, Karin Pogadl-Bakan, Gabriele Rein: Aufsuchende psychiatrische Arbeit
- Ewald Rahn: Menschen mit Borderline begleiten
- Martin Reker: Menschen mit Alkoholabhängigkeit begleiten
- Andreas Riedel, Jens Jürgen Clausen: Autismus-Spektrum-Störungen bei Erwachsenen
- Manuel Rupp: Psychiatrische Krisenintervention
- Edith Scherer, Thomas Lampert: Angehörige in der Psychiatrie
- Thomas Schwarze, Regine Steinauer, Simone Beeri: Somatische Pflege in der psychiatrischen Arbeit
- Larissa Wolkenstein, Martin Hautzinger: Umgang mit bipolaren Patienten